Claudia-Viktoria Schwörer

Die kleine Glyx-Diät

So funktioniert's – leicht und alltagstauglich

Weltbild

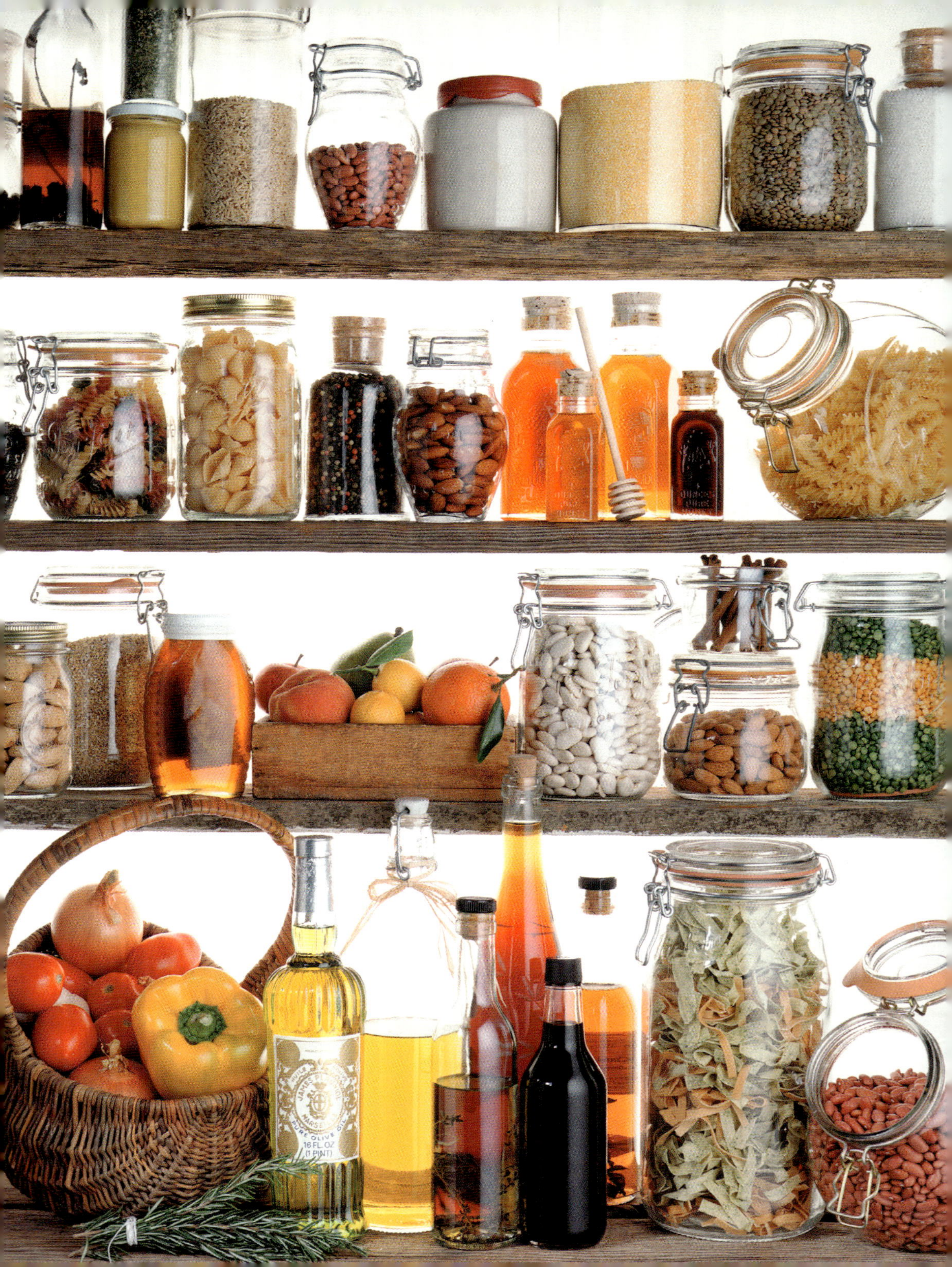
HUILE
PURE OLIVE OIL
16 FL. OZ
(1 PINT)

Inhalt

*Herr, schenke
mir die Gelassenheit,
Dinge hinzunehmen,
die ich nicht
ändern kann,
den Mut, Dinge
zu ändern,
die ich ändern kann,
und die Weisheit,
das eine von
dem anderen
zu unterscheiden.*

Friedrich Christoph Oetinger

Raus aus dem Teufelskreis

Weis' ist der und wohlgelehrt, der alles gern zum Besten kehrt.
Deutscher Volksmund

Gehören auch Sie zu den Menschen, die sich fragen, weshalb sie nicht abnehmen, obwohl sie nicht viel essen? Bei anderen scheint es mühelos zu klappen, dass sie ihre Traumfigur bekommen. Nur bei Ihnen halten sich die Pfunde wie Pech, werfen Speckröllchen und wollen einfach nicht weichen. Oder gehören Sie zu den »Disziplinlosen«, die eine Diät schlecht durchhalten? Bei denen die mühsam verlorenen Pfunde an einem Gummiseil kleben und wieder ruck, zuck da sitzen, wo sie waren?
In beiden Fällen ist die GLYX-Diät genau das Richtige für Sie. Mit ihr kommen Sie aus dem Teufelskreis, in dem Sie stecken, heraus und auf natürliche Weise zu Ihrem Wunschgewicht. Mit GLYX sind die Zeiten des Hungerns und des Verzichts endgültig vorbei. Sie werden nicht nur schlanker und gesünder, sondern Sie bleiben es auch.

Weg zur Traumfigur

Geht das überhaupt, abnehmen ohne Hunger und Diät? Die Antwort ist knapp und einfach: Ja, es geht! Es ist sogar die einzige Möglichkeit, dauerhaft schlank zu sein. Untersuchungen zeigen: Niemand bleibt schlank, wenn er schnell abgenommen hat. Kein Mensch kann über viele Jahre hinweg Diät halten, ohne früher oder später gesundheitliche Probleme zu bekommen. Abnehmen hat nichts mit Disziplin, Willenskraft oder Selbstkasteiung, sondern mit Ihrer Einstellung zu bestimmten Lebensmitteln und der »Arbeitsweise« Ihres Körpers zu tun. Dieser arbeitet nach festgelegten biologischen Programmen, die niemand umprogrammieren oder durch einen noch so festen Willen beeinflussen kann. Aber Sie können entscheiden, ob Sie gegen oder mit Ihrem Körper arbeiten möchten. Ob Sie gesund und schlank sein möchten oder ob Sie die Bio-Programme so lange stören, bis Sie schließlich krank werden.

Umstellung auf Glück

Leistungssportler machen es schon lange. Um wirklich erfolgreich zu sein, setzen sie medizinisches und psychologisches Wissen ein. Machen Sie es doch genauso. Stellen Sie sich mit GLYX auf Erfolg und Glück ein, lassen Sie Verzicht und Frust hinter sich. Lernen Sie stattdessen, Ihre Bio-Programme wieder auf die natürlichste Sache der Welt zu stellen – auf »Schlank«. Mit der GLYX-Diät fühlen Sie sich in Ihrer Haut wohl. Ihr Körper wird wieder bis in die kleinsten Zellen hinein richtig versorgt, und alle Bio-Programme können reibungslos arbeiten. Dann purzeln die Pfunde, und es geht Ihnen ganz automatisch seelisch und geistig richtig gut. Dies ist ebenfalls ein Bio-Programm, aber ein ganz besonders nettes.

Lernen statt Verzicht

Der Ausspruch »Essen beginnt im Kopf« kommt nicht von ungefähr. Essen hat viel mit Einstellung und Lernen zu tun. Mit GLYX kommen Sie aus der »Lernfalle« heraus, die Sie mollig und träge macht, und finden zu einem natürlichen Verhalten zurück. In diesem Buch finden Sie alles Wissenswerte, das Sie für Ihr persönliches Schlankheits- und Wohlfühlprojekt brauchen. Im ersten Teil erfahren Sie alles, was Sie über Ihre Bio-Programme wissen müssen und wie sie diese zu Ihren Gunsten nutzen können. Im zweiten Teil bekommen Sie eine Auswahl an Rezepten – konkrete Hilfestellungen für die ersten Schritte auf Ihrem Weg zu einem schlankeren Körper. Zugegeben, umsetzen müssen Sie das Wissen alleine. Aber die vielen praktischen Hilfen und Tipps und zahlreiche schmackhafte Rezepte werden es Ihnen leicht machen. Außerdem werden Sie schnell merken: Es ist sehr einfach, ein Leben nach dem eigenen Glücks-Projekt zu führen. Und Sie werden verblüfft sein, wie rasch sich Ihr ersehntes Traumgewicht einstellt und wie angenehm es ist, schlank, gesund und bei bester Laune durchs Leben zu gehen.

GLYX ist ein Wegweiser zu Ihrer Traumfigur. Mit der GLYX-Diät stellen Sie das Bio-Gleichgewicht in Ihrem Körper wieder her, und mit Ihrem persönlichen Schlankheits- und Wohlfühlprogramm schaffen Sie die Rahmenbedingungen für gute Laune und Spaß am Leben.

Mit GLYX zur Traumfigur

GLYX ist die Zauberformel für Ihre Traumfigur, ein Erfolgsrezept aus der medizinischen Forschung. Weil Sie nicht mehr gegen, sondern mit Ihrem Körper arbeiten, lässt die GLYX-Diät Ihre Pfunde schmelzen, hält Sie gesund und fit. Der Frust bleibt aus, und gute Laune stellt sich ein. Lästige Zipperlein verschwinden, und Sie werden körperlich und geistig fitter.

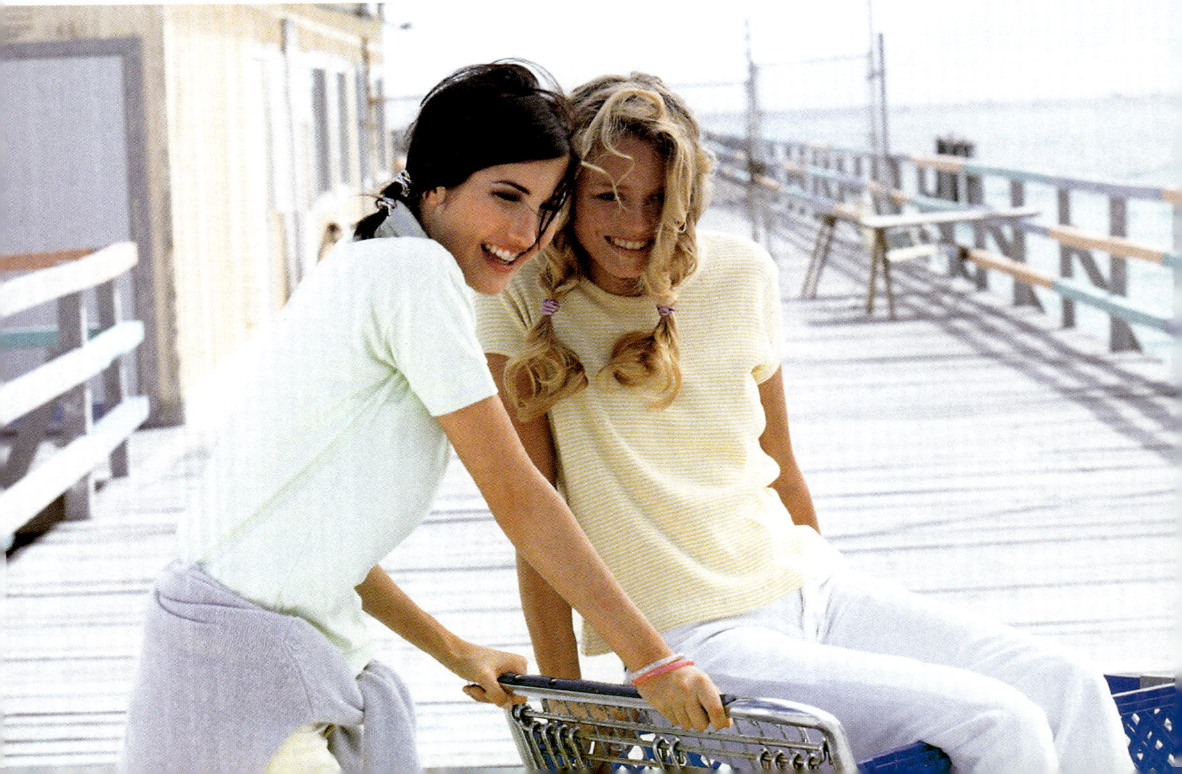

Blitzdiäten sind nutzlos

»Bikinifigur in drei Tagen«, »Die Frühlingsdiät: sieben Kilo weg in sieben Tagen«. Sie kennen diese und ähnliche Versprechungen. Natürlich wissen Sie auch, dass hier etwas nicht stimmen kann, denn bei Ihnen nützen diese Diäten nichts. Sie schleppen sich weiter mit Ihren Pfunden ab – und weit und breit ist nichts von einer Bikinifigur oder einem Waschbrettbauch zu sehen. So geht es nicht nur Ihnen, sondern Millionen von Menschen.
Schnelldiäten machen nicht schlank. Mit ihnen können Sie höchstens einige Pfunde loswerden, sich dabei schlechte Laune einhandeln und Ihrer Gesundheit schaden, nur um am Ende festzustellen, dass alles umsonst war: Sie nehmen wieder zu. Paradoxerweise müssten Sie sogar froh sein, wenn die Pfunde wiederkommen. Für zehn Prozent aller Frauen und Mädchen – und für immer mehr junge Männer – nimmt eine Diät nicht so einen »glücklichen« Ausgang. Sie bekommen eine Essstörung, die fortan ihr ganzes Leben terrorisiert, denn Essstörungen können nicht geheilt und nur schwer behandelt werden.

Psychologen haben bewiesen: Menschen orientieren sich an der Meinung der Mehrheit und werten ihre abweichende Erfahrung als »Versagen«. Deshalb glauben viele den Medien, dass Diäten zum Wunschgewicht führen, obwohl sie selbst »versagen«.

GLYX nimmt Rücksicht

Während Diäten Sie in ein körper- und lustfeindliches Korsett zwängen – aus dem Sie natürlich so schnell wie möglich wieder herauswollen –, gibt GLYX Ihnen das, was Ihr Körper braucht. Und das Beste: Sie werden gesund und schlank und sich dabei sauwohl fühlen. Warum sollte medizinische Forschung nur dazu gut sein, Krankheiten zu heilen? GLYX setzt sie schon vorher für Ihre Gesundheit ein, und zwar, ohne dass Sie auf etwas verzichten müssen. Denn nichts ist schädlicher für Ihre Figur und Ihr Wohlbefinden als Verzicht und Frust.
Essen ist sehr viel mehr als Nahrungsaufnahme. Essen ist Genuss und Freude, es verbindet die Menschen, ist kommunikativ und gesellig. Deshalb fällt es so schwer, auf Essen zu verzichten

Weil Nahrungsaufnahme eine zentrale Bedeutung für das Überleben des Menschen hat, ist Hunger ein sehr dominantes Bio-Programm. Dieses ist in der Lage, den ganzen Menschen zu beherrschen, seine Gedanken, seine Wahrnehmung und seine Handlungen.

oder eine Diät durchzuhalten. Weder unser Körper noch unsere »Lernprogramme« sind auf Verzicht eingerichtet. Im Gegenteil, wir sind auf »Überleben« programmiert, lernen negative Dinge zu vermeiden und positive zu wiederholen. Das ist an sich sehr sinnvoll, schließlich reicht es aus, sich einmal die Finger zu verbrennen. Leider macht aber genau dieses Programm auch das Durchhalten einer Diät so schwer und lässt viele zu der Überzeugung kommen: »Gesundes« Essen schmeckt nicht.

Geschmack ist gelernt

Dass Lernen über Konditionierung erfolgt, bewies als Erster der russische Wissenschaftler Pawlow. Er konnte an Hunden zeigen, dass die Tätigkeit von Verdauungsdrüsen nicht nur durch Essen ausgelöst wird, sondern auch durch den Klang einer Glocke, wenn die Hunde gelernt hatten, dass dann Essen folgt.

Schon zu Beginn des 20. Jahrhunderts haben Verhaltenspsychologen nachgewiesen, dass Menschen durch Konditionierung nach dem Prinzip »Zuckerbrot und Peitsche« lernen. Sie konnten beweisen, dass positive Rückmeldungen wie Lob oder Belohnung dazu führen, ein Verhalten zu wiederholen. Negative Rückmeldungen wie Schmerz oder Nichtbeachtung haben hingegen Ausweich- und Vermeidungsverhalten zur Folge.

SCHLANGEN SCHMECKEN LECKER

Dass Geschmack und Essgewohnheiten erlernt werden und mit der jeweiligen Kultur zu tun haben, ist nichts Neues. Wir mögen Fischeier (Kaviar), kleine Lämmchen und dicke Schweine. Die Vorstellung, Schlangen, Heuschrecken oder junge Hunde zu essen, ist für uns ein Graus – in anderen Kulturen sind sie wahre Leckerbissen. Aber auch innerhalb Deutschlands gibt es Unterschiede. Was dem Süddeutschen seine Spätzle, sind dem Norddeutschen seine Kartoffeln. Grünkohl ist im Norden ein Nationalgericht, im Süden wird er den Schweinen gefüttert. Lungen und Pansen isst man in Süddeutschland gerne, im Norden sind sie höchstens Hundefutter.

Geschmack ist konditioniert. Deshalb schmeckt Mutters Essen den meisten Menschen ein Leben lang am besten. Die Konditionierung geht ganz einfach: Als Kind essen Sie Mutters Kartoffelbrei und werden dafür mächtig gelobt. Schon haben Sie die erste Verbindung: Kartoffelbrei ist gut, weil positiv für mich. Sie essen ihn weiter, und Ihre Geschmacksnerven gewöhnen sich immer mehr an seinen Geschmack. Am Schluss haben Sie gelernt: Kartoffelbrei schmeckt mir. Natürlich funktioniert das nicht nur mit Kartoffelbrei, sondern mit allen Dingen, die Sie essen und trinken.

Verzicht hat verheerende Folgen

Bei Essen, von dem Sie gelernt haben, dass es positiv ist und lecker schmeckt, erhalten Sie von Ihrem Körper nur positive Rückmeldungen. Schon die Geschmacksnerven melden: Super, toll, mehr davon! Der Hunger geht weg, und Sie fühlen sich wohl. Sie verfestigen Ihren Geschmack, Sie »wissen«: Dieses Essen ist gut, tut gut, und hiervon möchte ich mehr.

Mit Verzicht zu einer schlanken Linie kommen zu wollen, ist etwa genauso erfolgreich, wie den Teufel mit dem Beelzebub auszutreiben. Quälen Sie sich nicht weiter, sondern lernen Sie wieder, auf Ihren Körper zu achten und ihm das zu geben, was er braucht.

Anders sieht es bei einer Diät aus. Nichts als negative Rückmeldungen. Die Geschmacksnerven melden: igitt, lasch, eklig. Der Hunger bleibt, hinzu kommen Gereiztheit und Nervosität. Schnell wird gelernt: Eine Diät ist nicht gut für mich und zu vermeiden. Leider wird noch mehr gelernt: Alle Lebensmittel, die bei der Diät gegessen wurden, werden automatisch als negativ und »zu vermeiden« eingestuft. Diese negative Konditionierung wird gespeichert und sofort als »das mag ich nicht« abgerufen, wenn Sie eines dieser Lebensmittel wieder sehen.

Mit jeder Diät wächst die Überzeugung, dass »gesundes« Essen nicht schmeckt, sondern Verzicht und Unbehagen bedeutet. Und weil Menschen dazu neigen, Verzicht möglichst schnell zu neutralisieren, überhäufen sie sich nach einer Diät mit essbaren »Belohnungen«. Während dicke Sahnesoßen und Leckereien über den Verzicht hinwegtrösten, wird tief ins Gedächtnis eingegraben: Dickmacher zu essen, ist ganz besonders positiv. Als Resultat davon gelangen Sie immer mehr zu der Überzeugung, dass Ihnen nur Dickmacher schmecken und Sie vor allem diese gerne essen.

Umlernen statt leiden

Es gibt genügend wissenschaftliche Beweise, die eindeutig belegen: Alles was erlernt wurde, kann wieder ver- oder umgelernt werden. Menschen müssen essen. Aber Geschmack ist konditioniert, also gelernt – und kann umgelernt werden.

Sie stehen aber keineswegs vor der Wahl, entweder auf Ihr Traumgewicht zu verzichten oder nur noch Dinge essen zu dürfen, die Sie nicht mögen. Denn zum Glück gibt es GLYX. Allerdings müssen Sie sich vom Märchen der superschnellen Gewichtsabnahme verabschieden. Es hat eindeutig keinen Sinn, gegen die Bio-Programme zu arbeiten. Verbünden Sie sich mit sich selbst: mit Ihrem Verstand und Ihrem Körper. Hören Sie auf, zu hungern. Es geht viel einfacher: Lernen Sie um! Denn das kann jeder – bis ins hohe Alter.

Doch Umlernen funktioniert nicht, wenn Sie sich vor einen Magerjogurt setzen und sich einreden, dass Sie diesen von nun an mögen. Erstens dauert es seine Zeit, bis man umgelernt hat, zweitens braucht man eine Strategie. Und das Wichtigste: Umlernen hat mit Wissen zu tun. Menschen können nur umlernen, wenn sie die Zusammenhänge verstehen. Gute Vorsätze verpuffen an gelernten Überzeugungen. Und Sie scheitern an Ihren Geschmacksnerven, die sich jedem Befehl oder Wunsch widersetzen, plötzlich anders als gewohnt zu arbeiten.

Unser Körper will pflanzliche Nahrung

Spätestens, wenn Sie die ersten Komplimente über Ihre Figur und Ihre positive Ausstrahlung ernten, werden Sie stolz darauf sein, dass Sie es endlich geschafft haben, den richtigen Weg einzuschlagen.

Menschen sind biologisch gesehen »Allesfresser«, deren natürliche Ernährung früher zum größten Teil aus pflanzlicher Nahrung bestand. Zwar hat der Mensch eine enorme geistige Entwicklung durchlaufen, aber seine Bio-Programme sind die alten geblieben. Deshalb müssen wir nach wie vor den größten Teil unserer Nahrung über pflanzliche Lebensmittel abdecken, wenn wir gesund und schlank bleiben möchten. Pflanzliche Lebensmittel enthalten Kohlenhydrate, die im Verdauungstrakt zu Glukose (Zucker) aufgespalten werden. Wie man seit einigen Jahren weiß, ist es für Ihre Gesundheit und Ihre Figur ganz entscheidend, welche pflanzlichen Lebensmittel – und damit Kohlenhydrate – Sie essen. Und hier kommt GLYX ins Spiel.

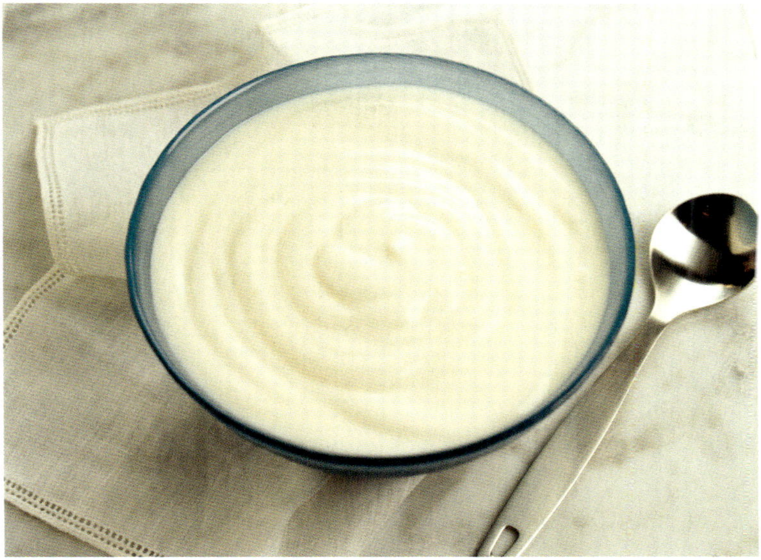

Er kann noch so appetitlich aussehen – wer keinen Magerjogurt mag, wird ihn nicht mit Genuss essen.

Der glykämische Index (GLYX)

GLYX ist ein Kunstwort, das erst vor wenigen Jahren erfunden wurde, um den etwas umständlichen medizinischen Begriff »glykämischer Index« zu ersetzen. Das war so erfolgreich, dass das Kunstwort die medizinische Bezeichnung bereits in vielen Bereichen abgelöst hat. Den glykämischen Index gibt es seit 1981. Entwickelt wurde er von einer Forschergruppe um Professor David Jenkins, einem Ernährungswissenschaftler der Universität Toronto. Zunächst war der GLYX dafür gedacht, die Therapie von Diabetikern zu verbessern. Man fand jedoch schnell heraus, dass er auch bei übergewichtigen Nicht-Diabetikern sehr erfolgreich eingesetzt werden konnte.

Mit der GLYX-Diät schlagen Sie zwei Fliegen mit einer Klappe: Sie macht schlank und gesund. Und sie hilft Ihnen, Ihre Geschmacksnerven umzuerziehen. GLYX zeigt Ihnen, wie Sie alte, dick machende Verhaltensmuster ablegen und gesundheitsbewusste aufbauen können.

Die entscheidende Maßeinheit

Wie Meter, Kilogramm oder Stunde ist GLYX eine Maßeinheit, mit der man aber weder Länge noch Gewicht oder Zeit misst. Der glykämische Index gibt vielmehr an, mit welcher Geschwindigkeit und wie hoch der Blutzuckerspiegel ansteigt und wieder abfällt, wenn ein kohlenhydrathaltiges Lebensmittel gegessen wurde.

KOHLENHYDRATE UND GLUKOSE

Kohlenhydrate sind aus Kohlen-, Sauer- und Wasserstoff zusammengesetzte organische Verbindungen, z. B. Stärke, Zellulose und Zucker. Kohlenhydrate sind in allen pflanzlichen Lebensmitteln enthalten, unter anderem in Obst, Gemüse, Zuckerrüben, Hülsenfrüchten, Reis, Kartoffeln, Nüssen und Getreide, aber auch in allen hieraus hergestellten Lebensmitteln wie Zucker, Brot, Obstsäfte, Püree oder Nudeln. Im Verdauungstrakt werden Kohlenhydrate in Glukosemoleküle (Zuckermoleküle) aufgespalten und in den Zellen zu Energie umgewandelt. Glukose ist unsere wichtigste Gehirn- und Nervennahrung. Deshalb muss davon immer eine gewisse Menge im Blut sein.

Nachdem der GLYX zuerst für Diabetiker entwickelt wurde, wird er heute auch für die Therapie von Übergewichtigen eingesetzt. Man kann wissenschaftlich erklären, warum er für die Figur eine zentrale Rolle spielt.

Und was hat GLYX nun mit Ihren überflüssigen Pfunden zu tun? Eine ganze Menge. Sie essen jeden Tag pflanzliche Nahrung und damit Kohlenhydrate. So gelangt ständig Glukose (Zuckermoleküle) ins Blut, was eine Kettenreaktion auslöst, die Sie dicker oder schlanker macht. Wissenschaftler wissen es schon längst: Nicht nur Fett macht fett, das kann Glukose fast noch besser. Oder korrekter: das Insulin. Denn die Höhe des Blutzuckerspiegels bestimmt, wie viel Insulin von der Bauchspeicheldrüse in den Körper gesandt wird. Insulin ist dafür zuständig, Glukose in die Zellen zu schleusen und überschüssige Glukose zu speichern, leider auch in Fettzellen. Wie das genau funktioniert, steht auf Seite 21.

Die Ausgangskurve und ihre Fläche

Einen glykämischen Index aufzustellen, war sehr aufwändig. Denn natürlich brauchten die Forscher in Toronto jede Menge Versuchspersonen, bei denen sie messen konnten, wie schnell ihr Blutzuckerspiegel anstieg und wieder abfiel. Und sie brauchten eine Normgröße, einen Maßstab, um die gemessenen Werte ordnen und bewerten zu können. Für diese Normgröße verwendeten sie Traubenzucker.

Und so wurde es gemacht: Um die maximale Geschwindigkeit zu ermitteln, mit der der Blutzuckerspiegel beim Menschen ansteigen und wieder abfallen kann, mussten die Versuchspersonen 50 Gramm Traubenzucker essen, da er aus reiner Glukose besteht und sofort ins Blut wandert. Bei jeder Versuchsperson wurde der Verlauf des Blutzuckerspiegels exakt verfolgt. Diese Werte wurden aufgezeichnet. Heraus kam eine steil ansteigende und abfallende Kurve. Die Fläche unterhalb dieser Kurvenlinie definierten die Forscher mit 100 Prozent, weil es kein Lebensmittel gibt, bei dem Glukose schneller ins Blut gelangt, als bei Traubenzucker.

Alle anderen kohlenhydrathaltigen Lebensmittel werden langsamer aufgenommen, haben eine niedrigere und flachere Kurve und dadurch auch kleinere Flächen unter der Kurvenlinie, wie Sie an den Zeichnungen unten deutlich sehen können.

Das Wort »Index« kommt aus dem Lateinischen und bedeutet »Anzeiger«. Der glykämische Index ist ein Anzeiger, der den Zuckergehalt im Blut widerspiegelt. Er stellt ein Maß dar, das ausdrückt, wie schnell und wie hoch der Blutzuckerspiegel nach dem Verzehr von 50 Gramm eines Lebensmittels ansteigt.

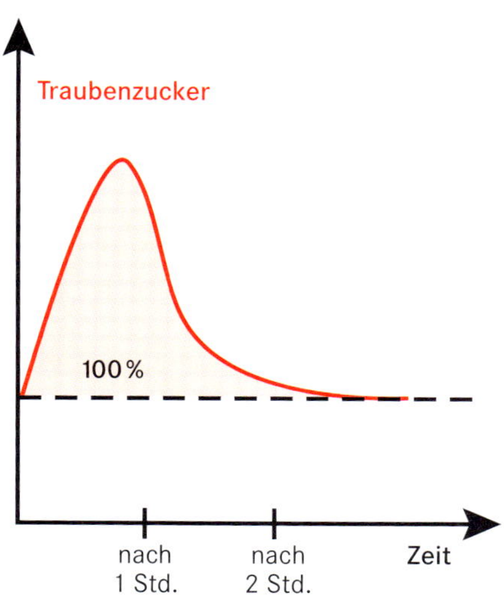

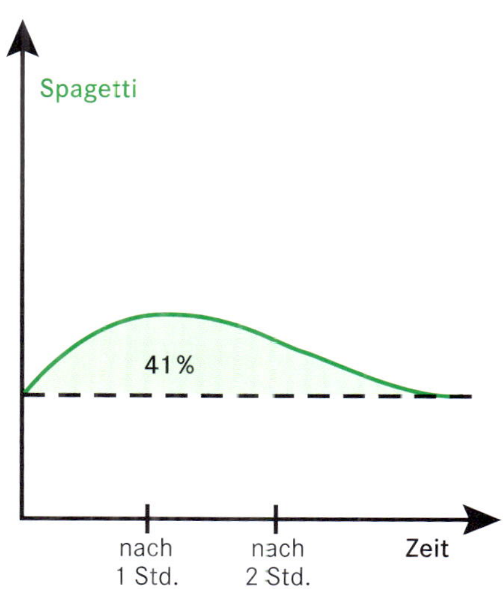

Wie die Kurven bei den verschiedenen pflanzlichen oder auf pflanzlicher Basis hergestellten Nahrungsmitteln verlaufen, wurde genauso akribisch untersucht. Immer mussten die Versuchspersonen 50 Gramm der Nahrungsmittel essen und die Kurve des Blutzuckeranstiegs und -abfalls wurde gemessen. Nun musste man nur noch ausrechnen, wie viel Prozent die kleinere Fläche von der Ausgangsfläche des Traubenzuckers hatte. Dies geschah mit der folgenden Formel:

$$\text{GLYX in \%} = \frac{\text{Fläche der Blutzuckerkurve des Testlebensmittels x 100}}{\text{Fläche der Blutzuckerkurve von Traubenzucker (Glukose)}}$$

Wundern Sie sich nicht, wenn Sie in verschiedenen Tabellen unterschiedliche GLYX-Werte zu den einzelnen Lebensmitteln finden. Diese kommen zustande, weil die einzelnen Forschergruppen mit jeweils anderen Versuchspersonen gearbeitet haben. An der Einteilung in niedrigen, mittleren und hohen GLYX ändert sich dadurch nichts.

Damit wusste man den glykämischen Index für das jeweilige Lebensmittel.

Listen statt Zentimeter

Heraus kam leider nicht so ein einfaches Maß wie Meter, das man nur hinzuhalten braucht, um zu wissen, wie lang etwas ist. Der glykämische Index ist eine lange Liste, in der jedes einzelne kohlenhydrathaltige Lebensmittel aufgeführt wird und nachgeschlagen werden kann. Die exakten Werte sind jedoch nur für Forscher interessant. Für uns »Normalmenschen« reicht es vollkommen aus, kohlenhydrathaltige Lebensmittel danach einzuteilen, ob sie den Blutzuckerspiegel schnell, mittelschnell oder langsam ansteigen lassen.

GLYX-SCHWANKUNGEN

Der glykämische Index kann von Mensch zu Mensch sehr unterschiedlich ausfallen. Es spielt eine große Rolle, ob ein Lebensmittel püriert, gekocht oder roh verzehrt und in welcher Kombination es gegessen wird. Auch die Verzehrmenge und der Anteil an Ballaststoffen sind bedeutsam. Daher hat es wenig Sinn, sich am exakten glykämischen Index zu orientieren. Aber es ist sehr sinnvoll, in niedrigen, mittleren und hohen GLYX zu unterscheiden.

Niedriger GLYX macht schlank

Was ursprünglich für die Therapie von Diabetikern gedacht war, funktionierte auch bei dicken Menschen. Und das Erstaunlichste war: Durch eine Ernährung mit niedrigen GLYX-Werten und mit Bewegung verloren sie zum ersten Mal dauerhaft Gewicht.

Was war geschehen? Mit dem GLYX gelang es den Forschern, die aus dem Takt geratene Zusammenarbeit von Zellen und dem Hormon Insulin wieder ins Gleichgewicht zu bringen. Und zwar auf ganz natürlichem Weg – über die Ernährung. Heute ist bewiesen: Wer kohlenhydratreiche Lebensmittel mit niedrigem GLYX isst, nimmt ab, bleibt schlank und gesund. Wer hingegen hauptsächlich solche mit hohen GLYX-Werten verzehrt, wird immer dicker und kann langfristig sogar krank werden.

Wenn Sie zunächst ein »Gefühl« für GLYX-Werte entwickeln wollen, können Sie sich an der ganz groben Faustregel orientieren: Je »unbehandelter« ein pflanzliches Lebensmittel ist, um so niedriger ist der GLYX-Wert.

Das Ampelprinzip

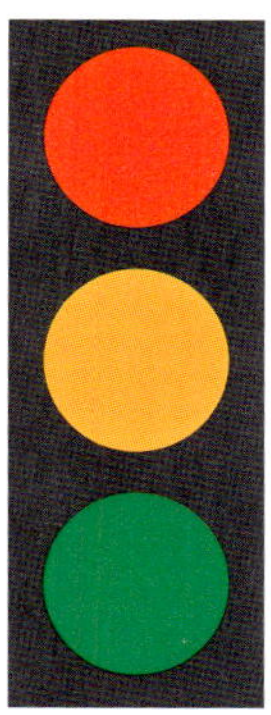

GLYX-hoch > 70 % – Stopp: Von diesen Nahrungsmitteln essen Sie nichts oder nur wenig.

GLYX-mittel 51–70 % – Achtung: Von diesen Nahrungsmitteln essen Sie in Maßen.

GLYX-niedrig < 51 % – Loslegen: Von diesen Nahrungsmitteln können Sie essen, so viel Sie wollen.

DIE GLYX-REGELN

- **Hohe GLYX-Werte** > 70 % machen dick und oft auch krank. Sie sollten möglichst darauf verzichten oder nur kleine Mengen essen.
- **Mittlere GLYX-Werte** von 51 bis 70 % halten schlank und fit. Doch Sie sollten wenig davon essen, vor allem, wenn Sie abnehmen möchten.
- **Niedrige GLYX-Werte** < 51 % machen schlank und fit. Davon sollen Sie reichlich essen.

BEISPIELHAFTE GLYX-TABELLE

Obst	
Wassermelone	72
Datteln	103
Mango	51
Kiwis	53
Bananen	54
Kirschen	22
Grapefruit	25
Birnen, Äpfel	38
Pflaumen	39
Pfirsiche	42
Orangen	42
Trauben	46

Gemüse	
Kürbis	75
Pastinake	97
Linsen (Dose)	52
Mais	55
Rote Beete	64
Möhren, gekocht	70
Zwiebeln, Knoblauch	10
Tomaten, Zucchini max.	15
Sojabohnen	18
Linsen, grüne und braune	29
Weiße Bohnen	30
Grüne Bohnen	38
Linsen gekocht	41
Erbsen	48
Möhren, roh	49

Brot und Getreide	
Weizenbrot, hell	71
Brötchen	73
Croissant	67–76
Brezel	81
Cornflakes	83
Mehl, Type 405	85
Baguette	95
Buchweizen	54
Hafer	55
Pita- oder Fladenbrot, hell	57
Vollkorn-Knäckebrot	63
Graubrot (Mischbrot)	65
Vollkorn-Toastbrot	70
Gerste	25
Roggen	34
Vollkornbrot	40
Müsli ohne Zucker	43
Früchtebrot	47
Körnerbrot	48
Pumpernickel	50

Teigwaren, Reis, Kartoffeln	
Kartoffelpüree (Pulver)	74
Pommes frites	75
Schnellkochreis	90
Bratkartoffeln	95
Kartoffeln, gekocht	56
Kartoffel gebacken	60
Vollkornspagetti	37
Spagetti (Hartweizengrieß)	41

Süßes und Knabbereien	
Vollmilchschokolade	71
Maischips	72
Waffeln	77
Marzipan	80
Minibrezel	83
Puffreis	85
Vollkornkekse	55
Popcorn	55
Honig	58
Schokoriegel durchschnittlich	65
Konfitüre	65
Eiscreme	66
Biskuit und Kekse	70
Erdnüsse	21
Cashewnüsse	22
Bitterschokolade > 70 % Kakaoanteil	22
Fruchtjogurt etwa	36

Säfte und Getränke	
Isotonische Sportdrinks etwa	85
Orangensaft (100 %)	51
Fruchtnektare	60
Coca-Cola	68
Sojamilch	30
Tomatensaft	40
Frisch gepresste Säfte etwa	40
Möhrensaft	45

KOHLENHYDRATE: GUT ODER SCHLECHT?

Immer wieder flammt der Streit auf, ob Kohlenhydrate für die Figur gut oder schlecht sind, dick oder dünn machen. Über Amerika, das Land der Dicken, rollt zurzeit eine Diätwelle hinweg, die den Verzicht auf Kohlenhydrate propagiert und eine eiweiß- und fetthaltige Ernährung verherrlicht. Wie so oft, werden auch hier Äpfel mit Birnen verglichen.

Es gibt weder gute noch schlechte Kohlenhydrate, weder bösen noch guten Zucker. Glukose bleibt Glukose, egal, woher sie kommt. Und sie ist notwendig, damit Zellen in ihren Kraftwerken die Energie herstellen können, die wir für körperliche und geistige Beweglichkeit brauchen.

Kohlenhydrate unterscheiden sich allerdings in einem ganz wesentlichen Punkt: Es gibt Kohlenhydrate mit ganz langen Glukoseketten, bei denen die Glukosemoleküle wie die Glieder einer Halskette fest miteinander verbunden sind. Und es gibt Kohlenhydrate mit kurzen Ketten bis hin zu freier Glukose. Je kürzer die Ketten sind, um so schneller kann die Glukose ins Blut gelangen. Von langen Ketten müssen Enzyme erst mühsam die einzelnen Glukosemoleküle abspalten. Hierfür braucht der Körper einerseits Energie und andererseits Zeit. Entsprechend gelangt nur wenig Glukose ins Blut, dafür aber über längere Zeit.

Jetzt könnte man denken: Ist doch egal, wie schnell und wie viel Glukose ins Blut gelangt. Hauptsache ist, sie ist da und versorgt die Zellen. Leider ist es überhaupt nicht gleichgültig. Dabei gilt die ganz einfache Formel: je mehr, je schlechter. Denn ein schneller, hoher Blutzuckeranstieg löst eine Kettenreaktion aus, an deren Ende Sie immer dicker werden. Sie können nicht mehr abnehmen und müssen ständig mit Heißhunger kämpfen.

Beispiel mit sechs Glukosemolekülen

Lange Kohlenhydratketten

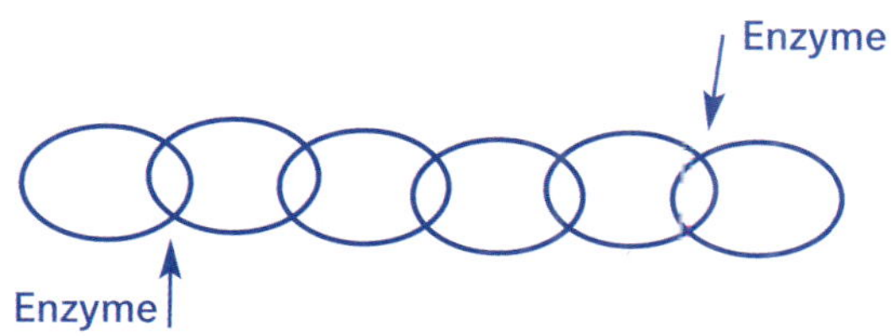

= 2 freie Glukosemoleküle

Kurze Kohlenhydratketten

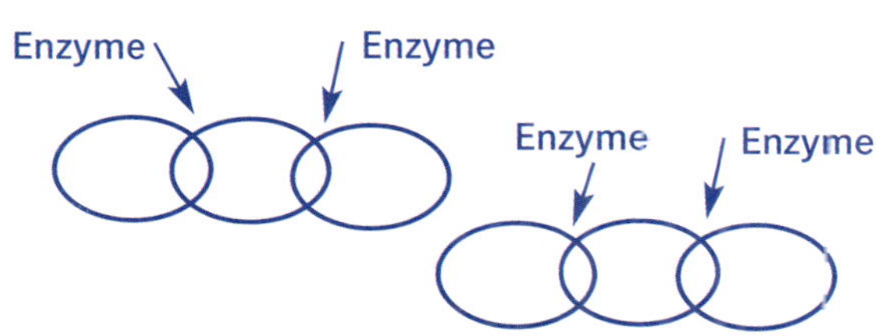

= 6 freie Glukosemoleküle

Zellen brauchen Glukose

Wer etwas verändern möchte, muss an die Basis. Denn nur Veränderungen an der Basis bringen den Erfolg. Alles andere ist Stückwerk, das einzelne Folgen bekämpft, aber nicht die Ursache.

GLYX war kein Zufallstreffer. Er ist Ergebnis von vielen medizinisch-wissenschaftlichen Forschungen, in denen man unseren kleinsten Bausteinen, den Zellen, immer genauer auf die Spur kam. Während man früher an gute und schlechte Säfte glaubte und Patienten zur Ader ließ, wissen wir heute, dass der Körper aus vielen hoch spezialisierten Zellen und Zellverbänden besteht. Jeder dieser Spezialisten ist für seine Aufgaben bestens gerüstet. Hautzellen müssen sich schnell teilen und erneuern können, damit unsere Schutzschicht elastisch bleibt. Gehirnzellen hingegen dürfen nicht absterben, weil sonst die hier gespeicherten Informationen verloren gehen.

Damit die Zusammenarbeit der spezialisierten Zellverbände untereinander und miteinander reibungslos klappt, gibt es Botenstoffe, Hormone und andere »Informationsüberbringer«. Und ständig ist was los im Körper, nie wird ausgeruht, dauernd und unermüdlich wird gearbeitet – und zwar, ohne dass wir es bemerken. Die hierfür notwendigen biologischen Programme sind fest programmiert und laufen ohne unseren Willen und unser Zutun ab. Still und leise halten sie uns gesund und lebendig.

AUSGEWOGENE ERNÄHRUNG

Um gesund und fit zu bleiben, braucht der Körper natürlich nicht nur Kohlenhydrate, sondern auch Fette, Eiweiß, Vitamine, Mineralien, Spurenelemente, Flüssigkeit und Sauerstoff. All diese Stoffe werden über die Nahrung und Atmung aufgenommen; meistens nicht isoliert, sondern in einer mehr oder weniger günstigen Kombination. Ein wahrer Supergau ist die Kombination aus Zucker und Fett. Sie macht ohne Umwege dick und heißhungrig. Super günstig ist hingegen die Kombination aus Kohlenhydraten und Eiweiß. Sie macht fit und schlank und schafft zusätzlich gute Laune. Und wenn Sie dann noch auf Ihren Fisch Zitrone (Vitamin C) träufeln, ist die Kombination perfekt.

Störungen haben Folgen

Bio-Programme lassen sich nicht willentlich lenken, aber sie lassen sich durch unser Handeln beeinflussen. Denken Sie zum Beispiel an Ihre Haut, die sich nach einem festgelegten Bio-Programm ständig erneuert. An ihr erleben Sie täglich, was gute Pflege ausmacht. Aber Sie wissen auch, welche Schäden ein Sonnenbrand anrichten kann.

Der Körper ist zwar recht anpassungsfähig und kann – ohne dass Sie es bemerken – mit leichten, kurzen Störungen fertig werden. Zwei Sachen nimmt er jedoch erheblich übel: kurze, massive Störungen wie eine Vergiftung, und lang anhaltende permanente Störungen, wie eine jahrelange Ernährung mit hohen GLYX-Werten. Dann geraten die Bio-Programme aus dem Takt und richten sich gegen den Körper.

Die Folgen einer solchen Programm-Störung können Sie im Spiegel sehen. Es sind die überflüssigen Pfunde auf Ihrem Bauch und Ihren Hüften, die sich dort schnell festsetzen und vermehren und nicht wieder verschwinden wollen.

Die Verarbeitung der Nahrung

Was passiert in Ihrem Körper, wenn Sie ein mit Wurst belegtes Brötchen essen? Bereits beim Anblick und dem Geruch des Brötchens läuft Ihnen das Wasser im Mund zusammen. Speichel und die in ihm enthaltenen Enzyme stehen bei Fuß, um den Kauprozess und die Aufspaltung der Nahrung zu unterstützen. Natürlich nehmen Sie mit Ihrem Brötchen nicht nur Kohlenhydrate zu sich, sondern auch Fett und Eiweiß. Alles wird im Mund schon einmal grob zerhackt und wandert in den Magen. Dort wird der Nahrungsbrei weiter zersetzt und gelangt dann in den Dünndarm. Hier werden Enzyme aktiv und spalten das zermanschte Brötchen in seine kleinsten Teile – die Glukosemoleküle – auf, damit diese ins Blut schlüpfen können. Feine Sensoren melden an die Bauchspeicheldrüse, wie viel Glukose ins Blut gewandert ist. Das ist das Startsignal für die hoch spezialisierten Beta-Zellen der Bauchspeicheldrüse, eine entsprechend große Menge Insulin zu produzieren und ans Blut abzugeben. Denn Insulin sorgt dafür, dass die Glukose vom Blut in die Zellen gelangen kann.

Das Hormon Insulin spielt eine wichtige Rolle im Stoffwechsel des Körpers.

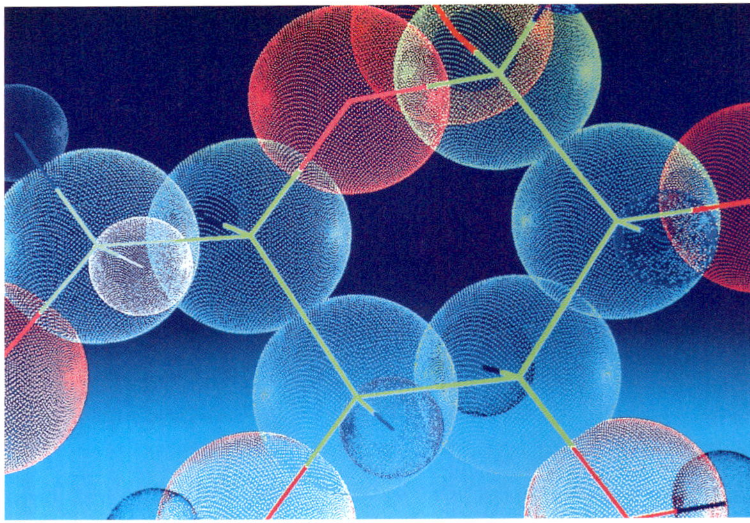

Glukose wird zu Energie

Neben Fett ist Glukose der wichtigste Energielieferant. Glukose ist für die schnelle Energiegewinnung und die Versorgung von Gehirn- und Nervenzellen zuständig. Da das Gehirn unser wichtigstes Organ ist, speichert Insulin Glukose, so dass das Gehirn selbst in langen Hungerzeiten gut versorgt werden kann.

In jeder Muskelzelle befindet sich ein kleines Kraftwerk, mit dem die Zelle Energie erzeugt. Durch kleine »Türchen« in der Zellwand gelangen wichtige Stoffe in die Zelle hinein und Abfallstoffe wieder hinaus. Um ihr Kraftwerk in Gang zu halten, braucht die Zelle Glukose, die als Nahrung in Form von Kohlenhydraten aufgenommen wird.

Insulin sorgt dafür, dass alle Zellen ausreichend mit Glukose versorgt sind, und jeder Blutzuckeranstieg sofort beseitigt wird. Denn hohe Zuckerwerte im Blut sind gefährlich für den Körper. Um den Zucker, korrekter die Glukose, schnell aus dem Blut zu entfernen, strömt Insulin wie eine Vertreterkolonne aus und klopft bei allen Zellen an, um nachzufragen, ob sie Brennmaterial für ihre Kraftwerke brauchen. Braucht eine Zelle Glukose, geht das Zuckertürchen in der Zellwand auf und Glukose gelangt in die Zelle. Wenn der Vorratsraum der Zelle voll ist, macht sie ihr Türchen wieder zu und verheizt nach und nach die Glukose. Ist der Vorrat aufgebraucht, nimmt sie vom nächsten Anklopfer wieder Glukose ab; und das 24 Stunden am Tag.

Macht die Zelle dicht, macht Insulin dick

So froh die Zellen sind, wenn sie rechtzeitig mit Brennstoff versorgt werden, so genervt sind sie, wenn Insulin ständig bei ihnen anklopft und Glukose los werden möchte, obwohl ihre Vorratskammern gefüllt sind. Nehmen Sie viele Lebensmittel mit hohem GLYX zu sich, gelangt in kurzer Zeit eine große Menge Glukose ins Blut, und die Bauchspeicheldrüse muss große Insulinmengen produzieren. Diese riesige »Vertretermannschaft« schwirrt durch die Blutbahnen und klopft bei den Zellen an. Dem ersten »Vertreter« nimmt die Zelle noch Glukose ab und füllt ihre Vorräte auf. Dem zweiten nimmt sie aus Höflichkeit noch eine kleine Menge ab. Aber je mehr von den vielen Insulin-Vertretern bei ihr anklopfen, umso fester verschließt sie ihr Zuckertürchen.

Nach dem Verzehr von Nahrungsmitteln mit hohem GLYX stimmt das Verhältnis von Angebot und Nachfrage nicht mehr. Es kommt zu einem kurzfristigen Überangebot an Glukose, das die Zellen weder brauchen noch abnehmen können. Dadurch gerät das ganze System aus dem Gleichgewicht.

INSULIN VERHINDERT FETTABBAU

Insulin kann nicht nur Glukose in Fettzellen bunkern, sondern verhindert gleichzeitig, dass Fettzellen abgebaut werden, indem es sich wie eine Mauer vor diese setzt. Aus Sicht des Körpers verständlich. Schließlich wird die hier eingelagerte Energie nicht gebraucht, solange Insulin mehr als genug damit zu tun hat, Energie in Form von Glukose loszuwerden und alle Zellen überversorgt sind.

Speichern, was das Zeug hält

Die überschüssige Glukose muss aus dem Blut entfernt werden. Auf diese Arbeit ist Insulin programmiert. Denn ein ständig erhöhter Blutzuckerspiegel könnte Blindheit, zerstörte Nieren und massive Störungen an Blut- und Nervenbahnen zur Folge haben. Da die Muskelzellen dicht gemacht haben, bleibt Insulin nur noch eine Möglichkeit: Es muss alle überschüssige Glukose in Glykogen umwandeln und in der Leber und in der Muskulatur speichern. Bleibt immer noch Glukose übrig, wird der Rest vom fleißigen Insulin in Fettzellen eingelagert.

Sie können rund ein Pfund Glukose in der Leber und in den Muskeln speichern. Braucht Ihr Körper schnell Energie, etwa zum Treppensteigen, greift er auf Glukose zurück. Machen Sie hingegen Ausdauersport und kommt genügend Sauerstoff in die Zellen, wird Fett verbrannt.

Unterzuckerung macht Heißhunger

Dank seiner Speicherfunktion kann Insulin bei einem gesunden Menschen selbst den höchsten Glukoseanstieg entfernen und damit Blut- und Nervenbahnen schützen. Der Nachteil: Sie werden von der gespeicherten Glukose jedes Mal ein bisschen dicker, und Sie bekommen Heißhunger.

Der Grund hierfür ist recht einfach: Blutzuckerspiegel und Insulinspiegel steigen und sinken zeitversetzt, weil die Insulinmenge immer nach Bedarf produziert wird. Um zu wissen, wie viel Insulin gebraucht wird, muss zunächst Glukose ins Blut gelangen, die Menge von den Zuckersensoren gemessen und an die Bauchspeicheldrüse gemeldet werden. Erst dann können die Beta-Zellen mit der Insulinproduktion beginnen.

In umgekehrter Reihenfolge kommt es ebenfall zu einer Zeitverschiebung. Zunächst muss der Blutzuckerspiegel wieder auf Normalniveau abgesunken sein, damit die Zuckersensoren vermelden können: Insulinproduktion einstellen. Bei einer hochtourigen Insulinproduktion geht das allerdings nicht so schnell und so gelangt in dieser »Übergangszeit« zu viel Insulin ins Blut, das weiter Glukose speichert. Allerdings speichert es jetzt die Glukose, die immer im Blut vorhanden sein muss, um Gehirn- und Nervenzellen zu versorgen. Die Folge davon ist eine Unterzuckerung (Hypoglykämie), die sich unangenehm bemerkbar macht: Sie fühlen sich schlapp und müde, werden leicht schwindelig, und Ihre Konzentration sinkt auf den Nullpunkt.

Unsere vererbten biologischen Programme sind überlebenswichtig. Wie Sie mit ihnen umgehen, ist aber ganz allein Ihre Sache. Sie können sie unterstützen oder stören, sie ignorieren oder ernst nehmen. Nur eines können Sie nicht: sie willentlich verändern!

Auf und nieder, immer wieder

Spätestens jetzt melden die Zellen ans Gehirn, dass sie dringend Glukose brauchen. Diese Zell-Botschaft wird in der Schaltzentrale, dem Gehirn, in Heißhunger auf Süßes übersetzt. Zu dem Übersetzungsfehler kommt es wahrscheinlich deshalb, weil wir gelernt haben, dass Süßes die Unterzuckerung schnell ausgleicht und die negativen Symptome dadurch schnell verschwinden.

EIN TIPP FÜR SÜSSIGKEITSFANATIKER

Wenn es für Sie fast unmöglich ist, zu Obst statt zu Schokolade zu greifen, tricksen Sie sich einfach aus. Essen Sie zunächst ein kleines Stück Bitterschokolade und gleich hinterher eine kleine Banane. Im Vergleich zu Bitterschokolade schmeckt Banane richtig süß, und sie fühlt sich im Mund genauso toll an wie Schokolade.

Wenn Sie jetzt Süßigkeiten mit hohem GLYX essen, lösen Sie einen Teufelskreislauf aus, dem Sie im Laufe des Tages kaum wieder entkommen können. Denn die Süßigkeiten verursachen einen schnellen, hohen Blutzuckeranstieg, darauf folgt eine hohe Insulinausschüttung.

Weil die Zellen nicht so viel Glukose auf einmal brauchen, bunkert Insulin Glukose in der Leber, in der Muskulatur und in Fettzellen und verhindert den Fettabbau. Der Insulinüberschuss führt wie beschrieben zur Unterzuckerung, Sie bekommen Heißhunger auf Süßes, worauf wieder eine Überzuckerung mit hoher Insulinproduktion folgt … Und so essen Sie sich dicker und dicker, ohne dabei satt zu werden.

Mit der GLYX-Diät kann das aus dem Takt geratene Zusammenspiel von Zellen, Glukose und Insulin wieder ins Lot gebracht werden. Denn die Höhe der GLYX-Werte bestimmt, ob Glukose in sinnvolle Energie umgewandelt oder als Reserve für Gehirn und Nervenzellen in der Leber, den Muskeln und in Fettzellen eingelagert wird.

Raus aus der Falle

Gänzlich anders sieht es aus, wenn Sie stattdessen zu Lebensmitteln mit niedrigem GLYX wie Obst oder Vollkornprodukten greifen. Der Heißhunger wird zwar nicht so schnell weggehen wie bei hohem GLYX, aber dafür kommt er auch nicht wieder.

Da der Blutzuckerspiegel bei niedrigem GLYX nur gering ansteigt – dafür aber länger Glykose freigesetzt wird –, muss nur wenig Insulin produziert werden. Daher klopft wenig Insulin bei den Zellen an. Das finden sie nett, weil sie immer dann neues Brennmaterial beziehen können, wenn ihre Vorräte leer sind. Und das Schönste: Alle Glukose wird von den Zellen abgenommen, es bleibt nichts übrig, das in den Fettzellen gebunkert werden müsste.

Ihr Schlankheits- und Glücks-Projekt

Viele Menschen glauben, dass Glück von äußeren Umständen abhängt. Aber bereits unsere Urgroßeltern wussten und Wissenschaftler haben es bewiesen: Wer sich »in seiner Haut wohl fühlt«, dem geht es gut, der ist glücklich und zufrieden. Dieses Glück haben Sie selbst in der Hand. Das GLYX-Projekt zeigt Ihnen, wie es geht – wie Sie schlank, gesund und gut gelaunt durchs Leben gehen können.

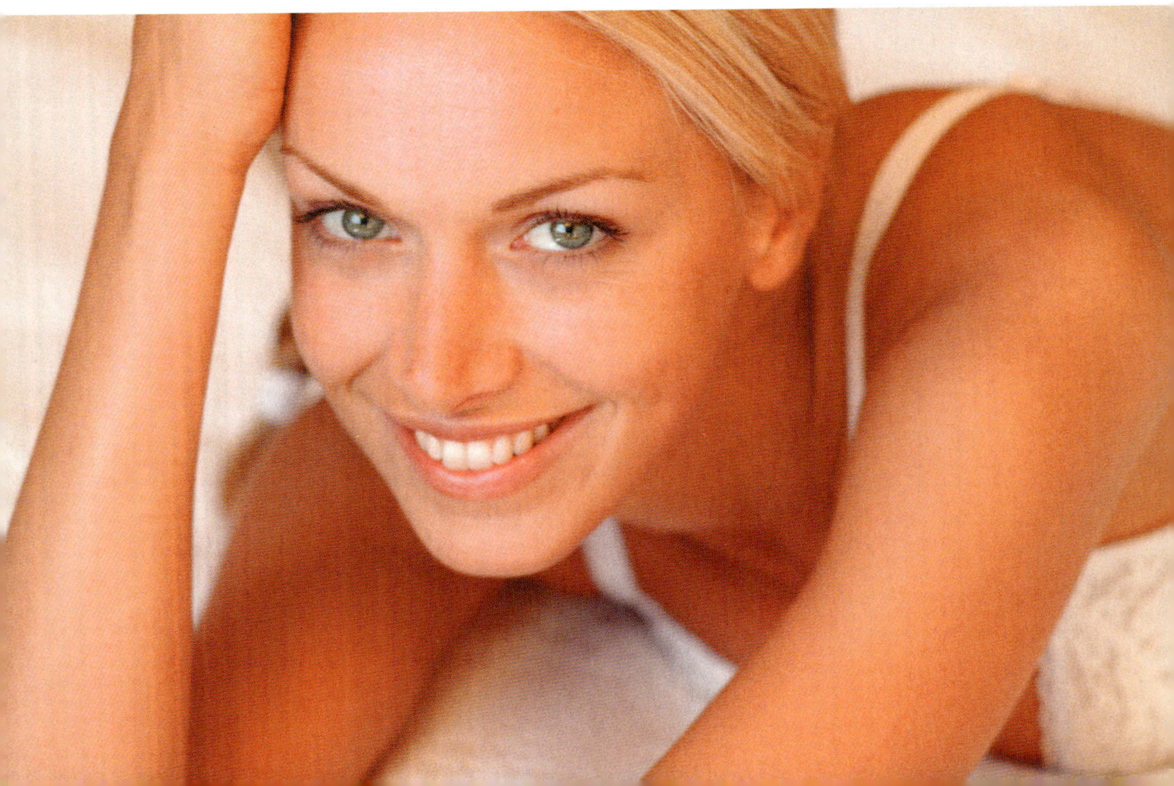

Körper, Geist und Seele

Das GLYX-Projekt kann sehr viel mehr, als Ihre Pfunde purzeln lassen und Ihre Gesundheit erhalten. Es macht Sie attraktiv, leistungsstark und bringt Ihre gute Laune zurück. Sie fühlen sich in Ihrer Haut wohl – und das strahlen Sie aus. »Der Körper ist der Tempel der Seele«, sagt eine asiatische Weisheit. Um zu wissen, wie eng Körper, Geist und Seele miteinander verbunden sind, müssen Sie weder Asiate noch Wissenschaftler sein. Sie sehen es an Ihrer Kollegin, die strahlend und mit federnden Schritten durch die Gegend läuft, weil sie glücklich verliebt ist. Oder an Ihrem Freund, den Zahnschmerzen von einem liebenswerten Mann in ein unausstehliches Ungeheuer verwandeln.

Lächeln Sie! Auch wenn Sie miese Laune haben. Weil all Ihre Lachmuskeln direkt mit dem Gute-Laune-Zentrum im Gehirn verbunden sind, ist Lächeln ein absoluter Stimmungsaufheller – selbst in trüben Zeiten.

WISSENSCHAFT BESTÄTIGT ALLTAGSERFAHRUNG

Wissenschaftler haben über den Zusammenhang von Körper, Geist und Seele viele Erkenntnisse gewonnen. So weiß man heute unter anderem: Ein Herzinfarkt kann psychisch krank machen. Diabetiker sind häufiger depressiv als Nicht-Diabetiker. Schlafmangel führt zu massiven Konzentrationsstörungen, chronische Schmerzen schlagen auf die Psyche. Die Liste ließe sich beliebig verlängern oder auf einen kurzen Nenner bringen: Geht es Ihrem Körper schlecht, geht es Ihnen schlecht – geht es Ihrem Körper gut, geht es Ihnen gut.

Das Allheilmittel: Bewegung

Bewegung ist die beste Therapie für Körper, Geist und Seele. Bewegung bringt den Körper in Schwung, macht die Gedanken frei und kann sogar psychische Krankheiten heilen. Bewegung lockert verspannte Muskeln, baut Stress ab, macht schlank und bringt gute Laune. Trotzdem bewegen sich viele Menschen nur noch selten. Sie sitzen den ganzen Tag, benützen Autos, Rolltreppen und Aufzüge, weil es »bequemer« ist – aber nicht folgenlos. Zu wenig Bewegung macht nicht nur den Körper dick und träge, sondern auch den Geist und dazu schlechte Laune.

Im Durchschnitt verbringt jeder Bundesbürger täglich 5,8 Stunden (Bedienungen, Bauarbeiter und Verkäufer inbegriffen) im Sitzen. Schüler und Studenten sogar 7,3 Stunden am Tag.

Doppelte Vorratshaltung

Obwohl sich moderne Menschen sehr viel mehr bewegen könnten, tun sie es nicht. Verantwortlich hierfür ist ebenfalls ein Bio-Programm, das der Gattung Mensch über Jahrtausende das Überleben gesichert hat, uns heute aber schwer zu schaffen macht. Bis ins 19. Jahrhundert hinein galt: Die größte Überlebenschance in Hunger- oder Krankheitszeiten hatte derjenige, der genügend körperliche Reserven hatte. Entsprechend sind wir programmiert – auf Hamstern und Sparen. In fetten Zeiten wird alle überschüssige Nahrungsenergie gespeichert, und unnötiger Energieverbrauch mit einem Schonprogramm gebremst, damit in mageren Zeiten lange auf Vorräte zurückgegriffen werden kann.

WER FÄHRT, HAT STATUS

Ein deutliches Indiz dafür, dass menschliche Faulheit angeboren ist, sind Statussymbole. Ob Pharaonen oder Kaiser, ob Könige oder Adel, sie alle wurden getragen, ritten oder fuhren in Kutschen. Harte körperliche Arbeit war ihnen fremd. Mit dem Aufstieg des Bildungsbürgertums im 19. Jahrhundert zog in eine breitere Bevölkerungsschicht mit dem Wohlstand die »Bewegungslosigkeit« ein. Wohlhabend war derjenige, der auf körperliche Anstrengungen verzichten konnte und nicht mehr zu Fuß gehen brauchte. Die Normen dieses Bildungsbürgertums wirken bis weit in unsere heutige Zeit hinein. Auch heute ist es wesentlich prestigeträchtiger, im Auto vorzufahren, als zu Fuß zu gehen.

Da Bewegung die Normalität ist, sorgt ein Schonprogramm dafür, dass der Körper nicht überfordert wird. Darauf, dass Bewegung vollständig wegfällt, ist zwar die Technik, aber nicht die Natur eingerichtet; es gibt keinen gleich starken Gegenspieler zum Schonprogramm.

Sich schonen ist bequem

In einer Zeit, in der harte körperliche Arbeit zum Alltag der Menschen gehörte, war es sinnvoll, dass ein »Schonprogramm« für Phasen der Ruhe und Erholung des Körpers sorgte. Mit Hilfe moderner Technik ist es uns jedoch gelungen, den Körper vollständig zu schonen, »bequem« zu leben, jede körperliche Anstrengung zu vermeiden. Wir haben uns dem Diktat des

Schonprogramms unterworfen. Das, was in der menschlichen Evolution das Selbstverständlichste war und was uns alle Bio-Programme bereitstellen, das unterlassen wir heute – körperliche Bewegung.

Bewegung bringt Zellen auf Trab

Täglich 30 Minuten Bewegung oder Sport sind das Minimum für Gesundheit und Fitness. Und sich täglich eine halbe Stunde Zeit dafür zu nehmen, das sollte sich jeder Mensch wert sein.

Aller Anfang ist schwer. Ganz besonders, wenn steinzeitliche Schonprogramme und Statusdenken es so »bequem« machen, im Auto zu fahren und auf der Couch zu lümmeln. Doch während Sie gemütlich im Sessel sitzen, machen es sich die Speckröllchen auf Ihrem Bauch ebenfalls bequem und bekommen reichlich Zuwachs. Da hilft nur eins: raus aus dem Sessel und den Pfunden mächtig eingeheizt.

Nach den Empfehlungen der WHO sind täglich 30 Minuten Bewegung oder Sport unerlässlich für Gesundheit und Fitness. Diese Empfehlung sollten Sie auch bei einer Ernährung mit vielen Niedrig-GLYX-Lebensmitteln unbedingt beherzigen. Denn nur mit körperlicher Bewegung bringen Sie Ihre Zellen auf Trab und zwingen sie, viel Glukose in ihren Kraftwerken zu verbrennen: der sichere Garant dafür, dass Sie überflüssige Pfunde verlieren, gesund bleiben, ausgeglichen und fröhlich sind.

Falsche Körpersignale

Auf den ersten Blick ist es paradox und doch harte Realität: Wenn Sie nach einem langen Bürotag gestresst, abgeschlagen und müde nach Hause kommen, haben Sie zu viel Energie – und zwar in Ihrem Körper. Vor allem dann, wenn Sie tagsüber viel Lebensmittel mit hohem GLYX gegessen oder genascht haben.

Denn die einzigen Zellen, die bisher auf Hochtouren arbeiten mussten, waren Ihre Gehirnzellen. Ihre Muskelzellen dümpelten den ganzen Tag schlaff vor sich hin und mussten nur die kleine Menge an Energie erzeugen, die sie für ihren Eigenbedarf

Unsere moderne Lebensweise führt zu einer enormen einseitigen Belastung. Der Körper bleibt dabei auf der Strecke und wird dick, faul und träge. Anspannung, Ärger und Wut werden konserviert und mit Essen betäubt, anstatt sie einfach »wegzulaufen«.

brauchen. Entsprechend sind ihre Vorratslager gefüllt, der Insulinspiegel hoch, und es werden fleißig Fettpölsterchen für schlechte Zeiten angelegt. Obwohl Ihr unterforderter Körper sich jetzt gerne bewegen würde, dominiert Ihr Schonprogramm und flüstert Ihnen ein, dass Sie dringend Ruhe brauchen, sich erholen müssen. Und schon liegen Sie erschöpft auf dem Sofa und hoffen auf Erholung – aber leider ganz umsonst.
Wenn Sie jetzt auch noch Produkte mit hohem GLYX essen, um sich »etwas Gutes zu tun«, wird Glukose munter weiter als Glykogen und Fett gespeichert. Durch auftretende Blutzuckerschwankungen werden Sie schnell wieder hungrig, meist sogar richtig heißhungrig. Dann nützen Ihnen die besten Vorsätze nichts mehr, und Sie werden naschen. Irgendwann kommt es dann auf »die eine Praline« oder auf »die Tüte Chips« auch nicht mehr an. Wirklich glücklich fühlen Sie sich dabei allerdings nicht. Und schlank werden Sie davon schon gleich gar nicht.

Bewegung muss sein

Ihr Körper braucht nur Schonung, wenn er etwas geleistet hat oder als Schutz vor Überanstrengung, aber nicht, wenn Sie zu viel Energie im Körper haben. Natürlich spielt es eine große Rolle, wie viel Energie Sie Ihrem Körper zuführen, und welche GLYX-Werte Ihre Nahrung hat. Aber genauso wichtig ist es, dass Sie Energie verbrauchen – und das geht nur mit Bewegung. Und sonst mit nichts! Der Grund hierfür ist simpel: Muskelzellen verbrauchen nur dann viel Glukose und Energie aus den Fettzellen, wenn ihre Kraftwerke auf Hochtouren laufen und sie Muskelkraft erzeugen müssen. Und je mehr Muskeln Sie beanspruchen, um so mehr Zellen müssen richtig ranklotzen.
Unsere Bio-Programme sind so programmiert, dass Muskelzellen Muskelkraft herstellen müssen. Sie können gar nicht anders, selbst dann nicht, wenn Sie bisher zu den Sessel- und Couchsitzern gehörten und sich kaum bewegt haben.

In dem Moment, wo Sie sich bewegen, laufen die Muskelzell-Kraftwerke auf Hochtouren. Der Brennstoff Glukose wird in einem Höllentempo verarbeitet. Sogar Zellen, die bisher ihre Zuckertürchen beleidigt verschlossen hielten (→ Seite 21), brauchen dann dringend Glukose-Nachschub. Dadurch wird es für das Insulin wieder ganz leicht, die Zuckertürchen aufzumachen und Glukose bei den Zellen los zu werden.

GELEGENHEIT MACHT SCHLANK

Nützen Sie jede Gelegenheit, die sich Ihnen bietet, um sich zu bewegen. Denn jede körperliche Bewegung bringt Ihre Muskelzellen auf Trab und lässt den Insulinspiegel abfallen. Am besten gehen Sie dabei planmäßig vor. Schauen Sie sich zunächst einmal Ihren Tagesablauf genau an. Welche Möglichkeiten haben Sie, eine Bewegungspause einzulegen? Welche Wege könnten Sie gut zu Fuß oder mit dem Rad machen? Ist Ihre Liste fertig, setzen Sie die Theorie in die Tat um. Geht nicht? Gibt's nicht. Unsere Welt ist groß genug, dass sich jeder bewegen kann.

Ran an den Speck

Das Schöne an den Bio-Programmen ist: Sie speichern nicht nur, sondern sie arbeiten auch eifrig daran, dass Sie eine gute Figur bekommen und schlank werden. Sie müssen ihnen nur die Gelegenheit dazu geben, dann geht alles wie von selbst.

Bewegen Sie sich mindestens 30 Minuten lang – wie von der WHO empfohlen –, kommen alle verfügbaren Energielieferanten und vor allem das Fett auf Trab, um Ihnen die Muskelkraft zu liefern, die Sie jetzt brauchen. Zunächst wird die überschüssige Glukose im Blut verbraucht, davon fährt die Insulinproduktion herunter. Nun geht es an die Reserven. Weil Insulin den Fettabbau nicht mehr blockiert, kann das Fett zur Versorgung der Zell-Kraftwerke herangezogen werden. Und je öfter und regelmäßiger Sie sich bewegen, um so schneller greift der Körper auf die Fettreserven zurück. Die Pfunde schmelzen nur so dahin.

Der Körper ist ein wahres Wunderwerk. Seine Programme sind so genial eingestellt, dass sie, wenn sie nicht gestört werden, ganz von alleine dafür sorgen, dass ein Mensch schlank und beweglich bleibt.

AUSDAUERTRAINING IST AM BESTEN

Um Muskelkraft zu erzeugen, brauchen die Zell-Kraftwerke Sauerstoff und Brennmaterial (Kohlenhydrate und/oder Fett). Deshalb sollen Sie sich »aerobe« Sportarten aussuchen, also solche, die die Zellen mit genügend Sauerstoff versorgen. Hierzu gehören Walking, langsamer Dauerlauf, Radfahren, Schwimmen oder auch zügiges Spazierengehen. Ganz wichtig: Nicht viel, sondern *lang* hilft viel. Bei einer kurzen intensiven Belastung werden Kohlenhydrate verbrannt; bei längeren, weniger intensiven Belastungen greift der Körper auf Fettreserven zurück. Als ganz grobe Faustregel können Sie sich merken: Bewegen Sie sich so schnell wie möglich, aber kommen Sie dabei nicht aus der Puste. Sie sollten immer so viel Luft haben, dass Sie noch sprechen können.

Vermeidungsverhalten

Viele Menschen führen an, dass sie für Bewegung und Sport keine Zeit hätten. Denen sei mit den Worten von Seneca gesagt: »Es ist nicht wenig Zeit, die wir haben, sondern es ist viel Zeit, die wir nicht nützen.«

Wahrscheinlich geht es Ihnen wie den meisten Menschen. Die guten Vorsätze, sich mehr zu bewegen, sind da. Und weshalb Bewegung so wichtig ist, leuchtet Ihnen ein. Aber wenn es dann so weit ist, kommt immer etwas dazwischen, oder Sie fühlen sich gerade so kaputt oder … In der Psychologie gibt es hierfür den Ausdruck: Vermeidungsverhalten als Konfliktlösung. Sie können den Konflikt jedoch auch positiv lösen und sich damit den Weg zum Umsetzen Ihrer guten Vorsätze frei machen.

Falsche Überzeugungen

Wie Sie schon wissen, sind unsere Lernprogramme auf Vermeidung von negativen und Wiederholung positiver Rückmeldungen ausgerichtet (→ Seite 10). Leider haben die meisten Menschen negative Erfahrungen mit Sport und Bewegung gemacht: Man muss sich anstrengen und quälen, der Schweiß fließt in Strömen, man kommt aus der Puste und am nächsten Tag hat man einen Muskelkater. Diese Lernerfahrungen haben sich tief in Ihr Gedächtnis eingegraben und auch rationale Überlegungen und der Wunsch, schlank zu werden, können daran nicht rütteln. Man ist im Grunde seines Herzens davon überzeugt, dass Bewegung und Sport etwas Negatives ist. Dagegen kommen Sie mit logischen Argumenten nicht an.

Positiv konditionieren

Da hilft nur eins: die positive Selbstkonditionierung. Programmieren Sie sich einfach um, setzen Sie sich neue, positive Ziele und schlagen dem Steinzeit-Programm ein Schnippchen. Ihr Körper unterstützt Sie darin, denn er will sich bewegen. Schließlich ist er hierfür ausgestattet, und alle seine Bemühungen sind darauf ausgerichtet, dass Sie sich lange bewegen können, ohne ihm oder sich zu schaden.

Da haben Sie sich schon mal aufgerafft und Sport gemacht – und sind nur gefrustet, weil Sie zu schnell und zu viel gemacht haben. Bewegen Sie sich mit Spaß und genügend Luft zum Atmen. Dann macht Bewegung Freude und eine gute Figur.

Bewegung muss keine Schinderei sein, sondern kann viel Spaß und Freude machen. Erinnern Sie sich an Ihren letzten Spaziergang am Meer, als die Sonne glutrot im Meer unterging? Oder an den Waldspaziergang, als die Erde feucht dampfte und die Welt so friedlich war? Da war nichts anstrengend oder schweißtreibend. Sie fühlten sich wohl in Ihrer Haut. Wenn Sie Ihre Aufmerksamkeit auf die schönen Dinge richten, die Ihnen Bewegung brachte, haben Sie schon einen der wichtigsten Schritte zu Ihrem Ziel »Traumfigur« gemacht.

Überforderung vermeiden

Vermeiden Sie ab jetzt nicht mehr die Bewegung, sondern Überforderung. Viel hilft nämlich nicht viel. Als untrainierter Mensch zwei Stunden durch den Wald zu joggen oder sich im Fitnessstudio stundenlang an Geräten abzuquälen macht nur schlechte Laune und bestätigt Ihre Lernerfahrung, dass Sport negativ ist. Wirklich wichtig für Ihre schlanke Figur und Ihr Wohlbefinden ist vielmehr: Bewegen Sie sich jeden Tag mindestens 30 Minuten ziemlich zügig, aber so, dass Sie nie außer Atem kommen. Wenn Sie es dann noch schaffen, öfter zu Fuß zu gehen, statt mit dem

Aufzug zu fahren, das Fahrrad, statt das Auto zu benützen, dann schmelzen Ihre Pfunde dahin. Und durch die vielen positiven Rückmeldungen von Ihrem Körper verlernen Sie immer mehr, dass Bewegung für Sie einmal etwas Negatives war.

Routinen schaffen

Wenn Sie das nächste Mal mit einem schwierigen Problem kämpfen, gehen Sie doch einmal um die Häuser. Vom zügigen Gehen werden Ihre Gedanken frei, Ihre Muskeln lockern sich, Sie entspannen – und häufig kommt die Lösung dann wie von selbst. Sie werden feststellen, dass weit und breit nichts von Anstrengung oder Quälerei zu spüren ist.

Weil aller Anfang schwer ist, sollten Sie sich möglichst rasch eine Routine aufbauen, die Sie daran hindert, sich ständig selbst zu fragen, ob Sie heute Lust haben, sich zu bewegen oder nicht. Dabei hilft Ihnen das Bio-Programm »der Mensch ist ein Gewohnheitstier«. Gewohnheiten sind nichts anderes als gelernte Routinen, die uns entlasten, weil sie fast automatisch ablaufen. Routine bekommen Sie aber nur, wenn Sie etwas ganz regelmäßig im gleichen Ablauf machen. Es dauert zwar eine Zeit lang, aber irgendwann können Sie es »im Schlaf«. Gewöhnen Sie sich deshalb an, immer zur gleichen Zeit einen zügigen Spaziergang zu machen. Planen Sie ihn so fest ein, wie einen Termin beim Chef: als unumstößlich. Zu Ihrer gewohnten Zeit marschieren Sie los, selbst wenn es Katzen hagelt oder der Tag so stressig war, dass Sie glauben, vor Müdigkeit umzufallen. Am Anfang werden Sie noch nach Ausflüchten suchen, aber schon nach kurzer Zeit stellt sich Ihre Spaziergeh-Routine ein, und Sie werden Ihren Spaziergang – und seine positiven Effekte – nicht mehr missen wollen.

In kleinen Schritten zum großen Erfolg

Um mit Ihrem Bewegungsprogramm anzufangen, brauchen Sie keine teuren Anschaffungen, kein super Outfit oder teure Fitnessstudios. Es ist egal, wo Sie wohnen, ob Sie mitten im Berufsleben stehen oder ein Rentnerleben genießen. Den ersten Schritt für Ihr persönliches Wohlfühl- und Bewegungsprogramm können Sie sofort machen und jetzt gleich damit beginnen.

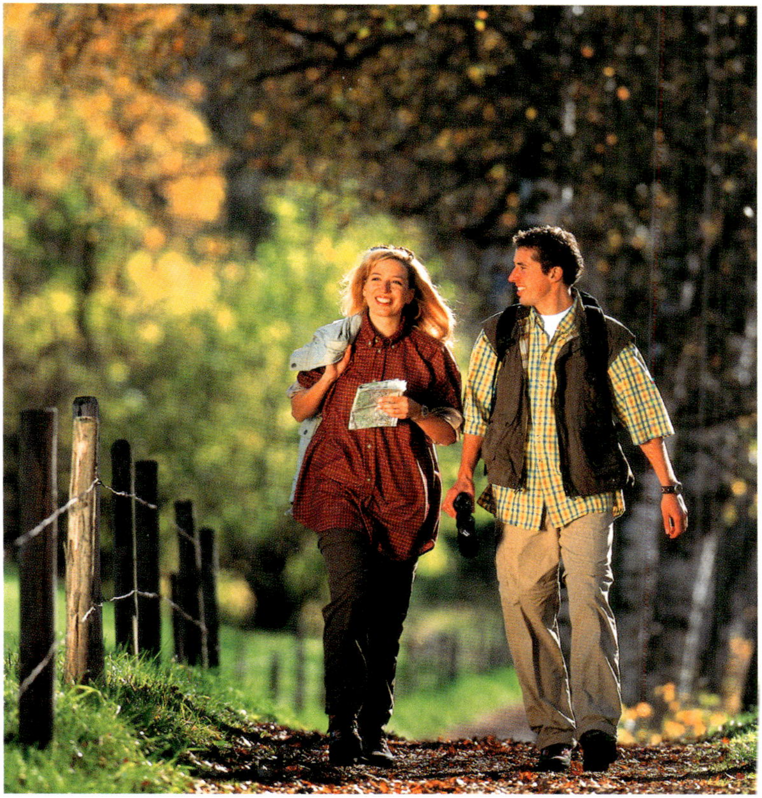

Ein täglicher Spaziergang ist gut für Körper und Seele. Gehen Sie allein oder zu zweit spazieren – Hauptsache, regelmäßig.

Als Erstes überlegen Sie einmal ernsthaft: Tut Ihnen Ihr Leben unter dem Diktat des »Schonprogramms« wirklich gut? Geht es Ihnen wirklich besser, wenn Sie gestresst nach Hause kommen und sich aufs Sofa legen? Oder ist es nicht vielmehr so, dass Sie sich damit zwar etwas Gutes tun wollen, aber Sie sind genauso erschöpft wie vorher? Wenn Sie meinen, dass etwas mehr Bewegung Ihnen gut tun könnte, dann legen Sie los.

Nehmen Sie es in Angriff, und machen Sie einmal etwas anderes: Gleich wenn Sie nach Hause kommen, ziehen Sie sich ohne lange nachzudenken ein Paar bequeme Schuhe an und machen einen Spaziergang. Gehen Sie zügig, aber nur in dem Tempo, das für Sie angenehm ist. Laufen Sie vor sich hin, und lassen Sie

Wenn Sie am Anfang nach Ausflüchten suchen, wenden Sie die »Stopp-Technik« an. Jeder Einwand wird im Keim erstickt, indem Sie so lange ganz bewusst denken »Stopp, und ich werde losgehen«, bis die Einwände wieder verschwinden und Sie sich auf den Weg machen.

Hunde halten Menschen in Schwung. So gehört der Spaziergang mit dem Hund bei 14 Prozent der Bevölkerung zur täglichen Freizeitbeschäftigung.

Ihren Gedanken freien Lauf. Wenn Sie daran denken, wie ungerecht Ihr Chef wieder war, oder Sie sich über etwas anderes ärgern, kicken Sie mit Steinchen, oder steigern Sie das Tempo. Laufen Sie sich die Wut und den Ärger einfach weg. Nach einiger Zeit werden Sie merken, wie Sie ruhiger werden, wie Ihnen die Bewegung gut tut, die Verspannungen im Rücken- und Schulterbereich nachlassen. Sie bekommen im wahrsten Sinne des Wortes wieder Luft, kommen wieder in Bewegung.

30 Minuten sind das Minimum

Spazieren Sie mindestens 30 Minuten lang zügig durch die Gegend. Wenn es Ihnen langweilig werden sollte, machen Sie nicht kehrt, sondern schauen Sie sich um. Sie werden überrascht sein, was Sie unterwegs alles sehen und wie schnell die Zeit verfliegt. Wenn Sie nach Hause kommen, setzen Sie sich gemütlich hin und trinken ein Glas Wasser. Wie fühlen Sie sich jetzt? Versuchen Sie alle positiven Rückmeldungen im Gedächtnis zu behalten und sich am nächsten Tag daran zu erinnern. Auf diese Weise richtet sich Ihre Aufmerksamkeit auf positive Ziele, und das Loslaufen und Durchhalten geht leichter.

Ich will mehr

Bevor Sie anfangen regelmäßig Sport zu treiben, lohnt sich der Gang zum Arzt. Dieser kann feststellen, wo Ihre optimale Herz- und Pulsfrequenz für ein Ausdauertraining zur Fettverbrennung liegt. Denn wer richtig trainiert, hat den besten Erfolg.

Mit der Zeit werden Sie fitter und ausdauernder werden. Und je fitter Sie werden, um so mehr wollen Sie sich bewegen. Sind Sie an diesem Punkt angekommen, suchen Sie sich eine Sportart aus, die Sie begeistert und die Sie wirklich gerne machen möchten. Bleiben Sie aber bei Ihrem täglichen Spaziergang, unterbrechen Sie Ihre Routine nicht. Der Rückfall aufs Sofa ist sonst vorprogrammiert.

Haben Sie sich für eine Sportart entschieden, bauen Sie sich auch hier von Anfang an eine Routine auf. Steht die Sportroutine, können Sie daran denken, den Sport immer weiter auszubauen und die Spaziergänge einzuschränken. Zu diesem Zeitpunkt sind

Sie körperlich schon so fit und an Bewegung gewöhnt, dass sie Ihnen fehlen würde, wenn Sie darauf verzichten. Und Sie werden sich mit Grauen an die Zeit zurückerinnern, als Sie noch faul auf dem Sofa lagen, Chips aßen und über Ihre Pfunde jammerten. Denn diese Zeit ist dann endgültig für Sie vorbei.

Feste Essenszeiten

Machen Sie es sich einfach, um zu Ihrem Traumgewicht zu kommen. Akzeptieren Sie, dass der Mensch ein Gewohnheitstier ist. Und Sie werden erleben: Nichts ist leichter, als die Bio-Programme des Körpers mit festen Essenszeiten auf »Schlankwerden« einzustellen. Gewöhnen Sie sich an, täglich drei Mahlzeiten zu essen und vor allem jeden Morgen zu frühstücken. Wenn Sie das ganz regelmäßig machen, bekommen Sie eine Essenszeit-Routine und werden nur noch zu Ihren Essenszeiten hungrig – und sonst nicht.

Ihr Körper ist ein »Gewohnheitstier«, aber Ihr Geist ist flexibel. Deshalb ist es wesentlich leichter, Ihren »Kopf umzustellen«, als den Körper zur Unregelmäßigkeit zu zwingen.

GEWOHNHEITEN PFLEGEN

Unser Leben fordert Flexibilität, doch der Körper braucht Gewohnheiten, muss sich einstellen können. Wissenschaftler haben herausgefunden, dass die Konzentrationsfähigkeit erheblich steigt, wenn immer am gleichen Platz gearbeitet wird. Schlafstörungen verschwinden mit Einschlafritualen und einer gleich bleibenden Zubettgehzeit. Das Gleiche gilt für die Ernährung: Wer immer zu einer bestimmten Uhrzeit isst, bekommt genau zu dieser Uhrzeit Hunger. Feste Essenszeiten einzuhalten ist deshalb eine ganz wichtige Voraussetzung, wenn Sie schlank werden und bleiben wollen.

Wählen Sie zum Frühstück Lebensmittel mit niedrigem GLYX, kombiniert mit einer gehörigen Portion Eiweiß. Abwechslungsreiche Frühstücksvorschläge finden Sie ab Seite 40.
Diese Vorschläge sind aber kein Muss, sondern als Anregungen zu verstehen.

Große Untersuchungen zeigen es: Menschen, die ohne Frühstück aus dem Haus gehen, sind dicker als die Frühstücker. Trotzdem lassen die meisten Erwachsenen und fast jedes Schulkind das Frühstück ausfallen.

Drei Mahlzeiten täglich mit viel niedrigen GLYX reichen aus, um ohne Hungern durch den Tag zu kommen. Deshalb können diese Mahlzeiten ruhig etwas mehr Kalorien haben. Das erspart Ihnen die lästige Kalorienzählerei.

Ihre zweite feste Mahlzeit, die Sie einplanen und einhalten müssen, ist das Mittagessen. Denn etwa um die Mittagszeit haben Sie die Glukose des Frühstücks verbraucht, und Ihr Blutzuckerspiegel beginnt abzufallen – Sie bekommen Hunger. Ganz falsch wäre es jetzt, sich für Lebensmittel mit hohen GLYX-Werten oder viel Fett zu entscheiden. Das würde das Zusammenspiel von Zellen, Glukose und Insulin, das sich gerade so schön eingependelt hat, wieder empfindlich stören. Und der Heißhunger am Nachmittag wäre vorprogrammiert. Mit niedrigen GLYX-Werten sind Sie hingegen den ganzen Nachmittag satt und können sich auf die Dinge konzentrieren, die Ihnen wichtig sind.

TIPPS FÜR GLYX-ANFÄNGER

Schauen Sie sich einmal genau an, welche Zutaten Sie zum Kochen verwenden. Wo könnten Sie ein Lebensmittel mit hohem GLYX weglassen oder durch eines mit niedrigem GLYX ersetzen?

- Verwenden Sie statt Butter zum Anbraten Olivenöl.
- Anstelle von Zucker rühren Sie Süßstoff in die Sauce.
- Statt eines ganzen Bechers Sahne geben Sie am Schluss einen Löffel Sahne zum Essen. Wenn Sie es nicht mehr aufkochen, schmeckt das Gericht so sahnig, als ob die gesamte Menge drin wäre.

Wer Zeit hat, kocht

Das Angebot an Niedrig-GLYX-Lebensmitteln ist so groß, dass Sie selbst für wirklich sture Geschmacksnerven etwas finden. Mogeln Sie ihnen immer mal wieder auch andere Sachen unter. Und bleiben Sie hartnäckig. Sie werden sehen, es klappt!

Wenn Sie es sich zeitlich leisten können, kochen Sie sich ein GLYX-bewusstes Mittagessen. Leckere Rezepte hierzu finden Sie ab Seite 43. Suchen Sie sich Rezepte aus, die Ihrem persönlichen Geschmack entsprechen. Und wenn Sie Lust haben, probieren Sie hin und wieder auch etwas Neues aus.

Wenn Sie GLYX-Anfänger sind und sich bisher fast ausschließlich mit hohem GLYX und fettreich ernährt haben, werden Sie am Anfang vielleicht einige Probleme mit der neuen Art zu kochen haben. Denn Ihre Geschmacksnerven sind auf den Geschmacksverstärker Fett ausgerichtet und Ihr Lernprogramm auf den schnellen Zuckerkick. In diesem Fall sollten Sie in kleinen

Schritten vorgehen und nach und nach Ihre Ernährung umstellen. Ihre Geschmacksnerven können allerdings nur dann umlernen, wenn Sie ihnen ein breites Angebot machen. Essen Sie daher so abwechslungsreich wie möglich. Verwenden Sie dabei immer wieder Nahrungsmittel mit niedrigem GLYX-Wert.

Essen muss schmecken. Denn wenn Sie Tomaten essen, die nur noch nach Wasser schmecken, wollen Ihre Geschmacksnerven so lange Nachschub, bis sie befriedigt sind. Das kann dauern. Deshalb: immer nur Lebensmittel kaufen, die wirklich Geschmack haben.

IN INTERVALLEN ZUM GLYX-PROFI

Vielleicht werden Sie schneller ein GLYX-Profi, als Sie denken. Versuchen Sie es doch einmal mit der Intervalltechnik:

- Zunächst essen Sie mehrere Tage hintereinander Lebenmittel mit niedrigem GLYX. Ihr Lernprogramm wird Sie dabei unterstützen, weil Sie sich danach wesentlich wohler und leichter fühlen als nach einem schweren Essen mit viel Fett und hohem GLYX.
- Dann essen Sie einen Tag lang so, wie Sie es bisher gewohnt waren.
- Ab dem nächsten Tag essen Sie wieder mindestens fünf Tage lang GLYX-bewusst.
- Dann wieder einen Tag nach alter Gewohnheit.
- Ab dem darauf folgenden Tag sind wieder für mindestens sieben Tage niedrige GLYX-Werte angesagt.
- Verfahren Sie in diesem Wechsel weiter, bis Sie auf alte, dick machende Zöpfe endgültig verzichten können.

Bei drei Mahlzeiten am Tag sparen Sie eine Menge Geld und Zeit, die Sie bisher für kleine Happen zwischendurch aufgewendet haben. Verwenden Sie diese »Einsparungen«, um sich feine Mahlzeiten zu kochen, für die Sie Lebensmittel von guter Qualität kaufen, die auch ruhig ein wenig teurer sein können. Berufstätige können tagsüber oft nicht kochen. Das macht nichts: Sie kochen abends, wenn Sie von Ihrem Spaziergang zurück sind. Für die Mittagspause nehmen Sie einfach ein Abendessen mit. Und wenn Sie gerne in die Kantine gehen, essen Sie dort einen Salat oder eine klare Suppe. Mit ein bisschen Übung wissen Sie bald »im Schlaf«, was Sie essen können, ohne Ihren Stoffwechsel mit hohen GLYX-Werten aus dem Takt zu bringen.

Kochen Sie dann, wenn Sie Zeit haben. Bei der GLYX-Diät spielt es weniger eine Rolle, welche Mahlzeit Sie wann essen, sondern vielmehr, was Sie essen, und dass Sie regelmäßig essen.

GLYX-Rezepte

Die GLYX-Ernährung ist sehr einfach und bietet jede Menge Abwechslung. Sie weckt zudem Ihre kreative Seite, weil sie Ihnen viel Raum für Experimente lässt. In diesem Kapitel finden Sie zahlreiche Rezepte, für die überwiegend Nahrungsmittel mit niedrigem GLYX verwendet wurden. Lassen Sie sich von der Vielfalt überraschen! Sie können alle Rezepte leicht nachmachen, aber auch umgestalten und variieren oder sogar eigene »erfinden«.

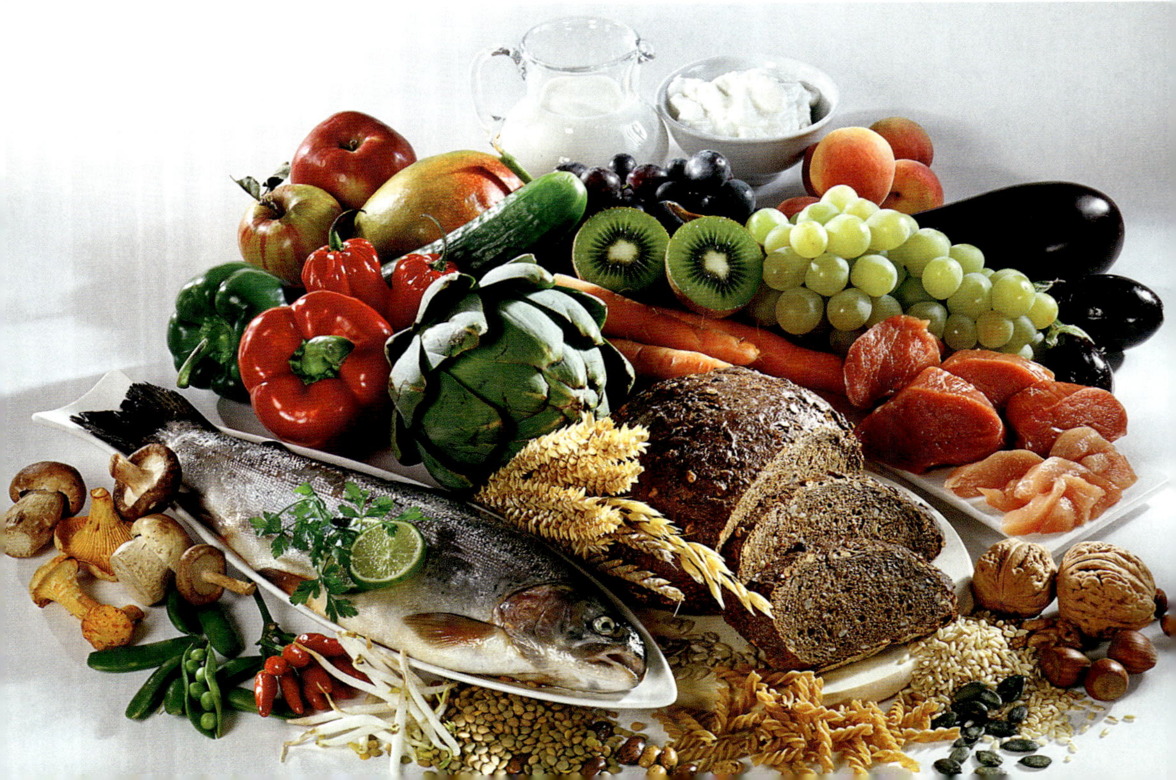

Wenige Punkte bringen den Erfolg

Die GLYX-Diät ist deshalb so einfach, weil es nur wenige Eckdaten gibt, die Sie einhalten müssen, um bei bester Laune schlank und fit zu werden. Diese sollten Sie jedoch unbedingt umsetzen, damit Ihre Bio-Programme für Ihre schlanke Linie und für Ihr Wohlgefühl sorgen können.

- Essen Sie **drei Mahlzeiten am Tag**, immer zu einer festen Zeit.
- Ernähren Sie sich mit kohlenhydrathaltigen Lebensmitteln nach dem **Ampelprinzip** (→ Seite 15).
- **Eiweißlieferanten** wie Milch- und Sojaprodukte, Pilze und Meeresgetier sollten reichlich gegessen werden. Eiweiß ist lebensnotwendig. Aber Achtung: Häufig versteckt sich Fett hinter dem Eiweiß, und dieses Fett macht fett. In der Regel ist es jedoch leicht zu umgehen:
  - Bei Milchprodukten und Käse wird der Fettgehalt angegeben.
  - Butter in kleineren Mengen ist okay (mittlerer GLYX), sollte aber beim Kochen durch pflanzliche Öle ersetzt werden.
  - Bei Pilzen und Fisch spielt der Fettgehalt keine Rolle.
  - Wenn Sie nur wenig mageres Fleisch essen, sind Sie ebenfalls auf der sicheren Seite.
  - Wurst ist hingegen eine Fettfalle. Greifen Sie lieber zu Koch- und Lachsschinken.
  - Auch Nüsse sind mit Vorsicht zu genießen, da sie sehr kalorienreich sind.
  - Verwenden Sie pflanzliche Öle.
- **Süßigkeiten, Kuchen und Chips** befördern Sie postwendend in die »Fressfalle« und setzen sich ohne Umwege auf Ihren Hüften ab. Wenn Sie es schaffen, verzichten Sie am besten ganz darauf. Wenn nicht, halten Sie die Portionen möglichst klein und essen diese langsam und mit Genuss.

Damit Sie sich schneller und leichter an das Ampelprinzip gewöhnen können, wurden alle Zutaten der Rezepte in den Ampelfarben geschrieben: Rot bedeutet hoher GLYX, Gelb heißt mittlerer GLYX, und grüne Zutaten haben einen niedrigen GLYX.

Start in den Tag – das Frühstück

Ob Sie morgens lieber Süßes oder Würziges mögen oder zu den Menschen gehören, die schon etwas Warmes brauchen, ist vollkommen egal. Wichtig ist nur, dass Sie frühstücken und vor allem, dass Sie das Richtige frühstücken. Wählen Sie nach Belieben unter allen Rezepten das aus, was Ihnen schmeckt. Und keine falsche Scham: Essen Sie so viel, bis Sie richtig statt sind. Schließlich soll es bis zum Mittagessen vorhalten. Alle Mengenangaben sind als Minimum gedacht und sollen Ihnen die Größenordnungen aufzeigen, die ideal zum Abnehmen sind.

Fitness-Power-Müsli

Zutaten

Für 1 Portion

100 g Magerquark
4 EL Mineralwasser
50 g Müsli ohne Zucker oder grobe Haferflocken
1 Stück Obst nach Saison
Zitronensaft
Süßstoff nach Bedarf

1 Quark in eine Schüssel geben und mit dem Mineralwasser glatt rühren. Müsli oder Haferflocken unterheben.
2 Das Obst waschen oder schälen, klein schneiden und in die Quark-Müsli-Mischung geben.
3 Alles gut verrühren und das Müsli mit Zitronensaft und nach Bedarf mit etwas Süßstoff abschmecken.

Pro Portion ca. 374 kcal

Tipp Verwenden Sie immer Obst aus der Region und solches, das gerade geerntet wird, dann haben Sie eine gute Qualität zu günstigen Preisen.

Gute-Laune-Frühstück

Zutaten

Für 1 Portion

1 Vollkornbrötchen
70 g Magerquark
2 EL Mineralwasser
Meersalz
8 Scheiben Salatgurke
2 EL frische Mungobohnensprossen
Paprikapulver

1 Das Brötchen halbieren, die Hälften toasten. Den Quark mit dem Mineralwasser glatt rühren und mit Meersalz würzen.
2 Die Brötchenhälften mit den Gurkenscheiben belegen. Den Quark darauf verteilen und ihn mit Mungobohnensprossen und Paprikapulver bestreuen.

Pro Portion ca. 240 kcal

Tipp Backen Sie Ihr Brot und Ihre Brötchen selbst. Rezepte finden Sie auf Seite 76 f.

Grapefruit mit Frischkäse

1 Bei der Grapefruithälfte mit einem scharfen Messer an den Zwischenhäuten einschneiden und das Fruchtfleisch herauslösen. Größere Stücke klein schneiden.

2 Den Saft auffangen, das in der Schale verbliebene Fruchtfleisch auspressen und den Saft mit dem Süßstoff mischen.

3 Den Frischkäse mit dem Saft verrühren und die Grapefruitstücke darunter ziehen.

4 Fruchtreste aus der Grapefruithälfte entfernen. Die Schale mit der Frischkäsemischung füllen und mit den Minzeblättchen dekorieren.

Pro Portion ca. 150 kcal

Zutaten

Für 1 Portion

1/2 rosa Grapefruit
1/2 EL Süßstoff
75 g körniger Frischkäse
2 Minzeblätter

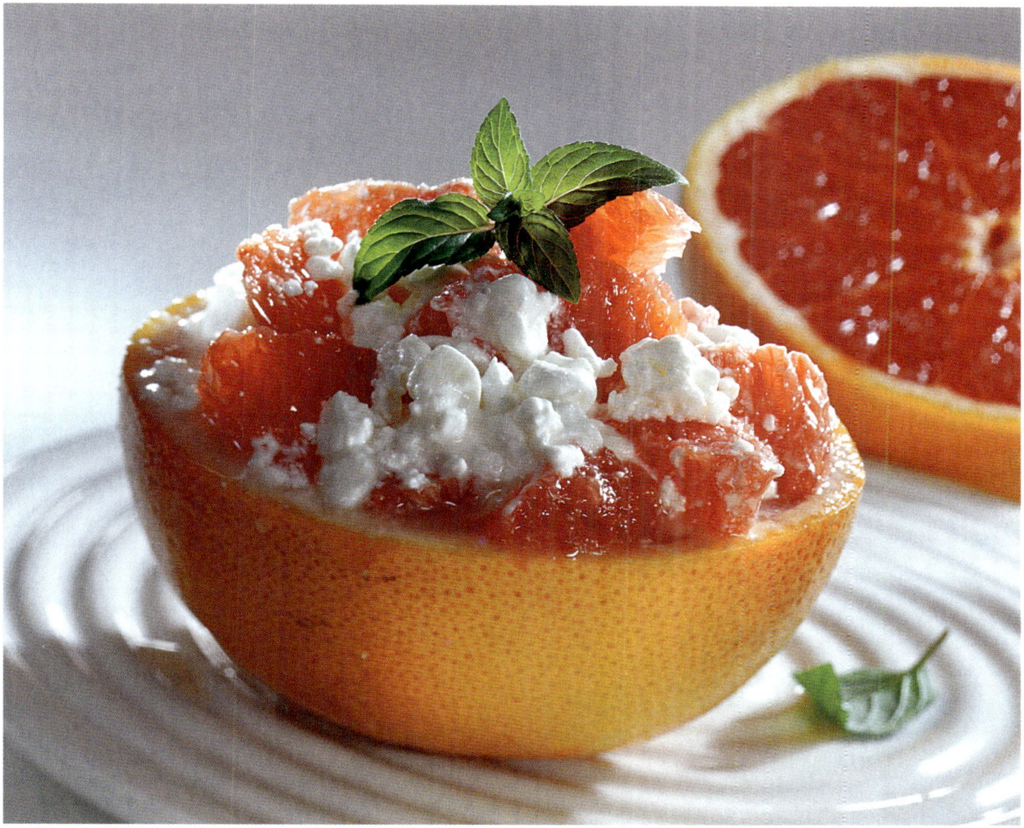

Fruchtiger Quark

Zutaten

Für 1 Portion

150 g Erdbeeren
100 g Quark, 20 % Fett i. Tr.
2 EL Mineralwasser
2 TL Süßstoff
1 EL gehackte Mandeln

1 Die Erdbeeren waschen, putzen, klein schneiden und in ein Schälchen geben.

2 Den Quark mit Mineralwasser und Süßstoff verrühren und unter die Erdbeeren rühren. Das Ganze mit den Mandeln bestreuen.

Pro Portion ca. 280 kcal

Tipp Anstelle der Erdbeeren kann jedes beliebige Obst verwendet werden. Sehr lecker schmeckt der Quark mit Kirschen, aber auch mit Himbeeren oder Heidelbeeren.

DER SUPERGAU: ZUCKER UND FETT

Wenn Sie hohe GLYX-Werte mit Fett kombinieren, wandert das Fett ohne Umwege auf Ihre Hüfte. Wie Sie schon wissen, haben hohe Blutzuckerwerte zur Folge, dass Fett nicht als Energielieferant benützt wird: Es wird als Reserve eingelagert. Deshalb ist die Kombination aus Brötchen, Butter und Marmelade so fatal für Ihre Figur. Aber auch die beliebte Kombination aus Baguette und Käse lässt die Figur in die Breite wachsen, von einem Croissant ganz zu schweigen.

Brot mit Bärlauch-Quark-Aufstrich

Zutaten

Für 1 Portion

250 g Magerquark
2 EL Mineralwasser
1 Hand voll frische Bärlauchblätter
Salz
Pfeffer

1 Den Quark mit dem Mineralwasser cremig rühren.

2 Bärlauch waschen, fein hacken und unter den Quark mischen. Salzen und pfeffern.

Pro Portion ca. 185 kcal

Tipp Wenn Sie zwei Scheiben selbst gebackenes Brot dazu essen, sind das etwa 130 Kilokalorien mehr.

Radieschenbrot

Zutaten

Für 1 Portion

6 Radieschen
80 g körniger Frischkäse
1 Scheibe Vollkornbrot
1 EL Schnittlauchröllchen
Paprikapulver edelsüß

1 Die Radieschen in dünne Scheiben schneiden.

2 Den Frischkäse auf das Brot geben und die Radieschenscheiben darauf verteilen.

3 Alles mit den Schnittlauchröllchen und dem Paprikapulver bestreuen.

Pro Portion ca. 110 kcal

Die Halbzeit – das Mittagessen

Um Mittag herum wird es Zeit für Ihre zweite Mahlzeit. Da in Deutschland mittags traditionell warm gegessen wird, finden Sie hier leckere Kochrezepte. Diese können Sie jedoch genauso gut am Abend zubereiten. Und wenn es für Sie günstiger ist, mittags ein »Abendessen« zu sich zu nehmen, ist das auch kein Problem.

Kalbsschnitzel mit Tomaten

1 Kalbsschnitzel mit Salz und Paprika einreiben und auf eine eingeölte Alufolie legen.

2 Tomaten mit heißem Wasser übergießen, häuten, vom Stielansatz befreien und grob würfeln. Den Backofen auf 220 °C (Umluft 200 °C, Gas Stufe 4) vorheizen.

3 Tomaten, Petersilie und gehackte Zwiebel vermengen und über die Schnitzel verteilen.

4 Alles gut in Alufolie einpacken und im Backofen garen. Die Schnitzel sind auch gut zum Grillen geeignet.

Pro Portion ca. 285 kcal

Zutaten

Für 4 Portionen

4 Kalbsschnitzel à 150 g
Salz
Paprikapulver edelsüß
Öl
500 g Tomaten
1 EL gehackte Zwiebel
1 EL gehackte Petersilie

KALORIENVERBRAUCH

Die Energie, die Sie Ihrem Körper über die Nahrung zuführen, wird in Kilokalorien (kcal) berechnet. Wie hoch Ihr täglicher Energiebedarf ist, um Ihr aktuelles Körpergewicht zu erhalten, können Sie leicht selbst ausrechnen.

Grundversorgung = tägliche Energiemenge (in kcal), die notwendig ist, um alle Körperfunktionen ohne Bewegung aufrechtzuerhalten
18–30 Jahre: 14,7 x Gewicht in kg + 496
31–60 Jahre: 8,7 x Gewicht in kg + 829

Gesamtenergieumsatz = tägliche Grundversorgung + Energie für Bewegung
Kopfarbeiter: Grundversorgung x 1,4
Leichte körperliche Betätigung: Grundversorgung x 1,7
Starke körperliche Betätigung: Grundversorgung x 2,0

Hühnerbrust mit Tomaten

Zutaten

Für 4 Portionen

2 Hühnerbrüste
Mehl zum Wenden
1 Knoblauchzehe
2 EL Olivenöl
300 g pürierte Tomaten (Dose)
Salz
Oregano
125 g Mozzarella

1 Die Hühnerbrüste halbieren und flach klopfen, dann in wenig Mehl wenden. Die Knoblauchzehe abziehen und fein hacken.

2 Öl in einer Pfanne erhitzen. Die Hühnerbrüste darin einige Minuten bei mittlerer Hitze von beiden Seiten goldbraun anbraten, herausnehmen und warm stellen.

3 Den Knoblauch in der Pfanne andünsten, das Tomatenpüree zugeben, salzen und 10 Minuten schmoren lassen.

4 Die Hühnerbrüste wieder in die Pfanne geben und alles mit etwas Oregano würzen.

5 Den Mozzarella in 4 Scheiben schneiden, die Hühnerbrüste damit belegen und das Fleisch zugedeckt noch etwa 5 Minuten schmoren lassen, bis der Käse vollständig geschmolzen ist.

Pro Portion ca. 430 kcal

Chinapfanne mit Pute

Zutaten

Für 4 Portionen

400 g Putenbrust
Salz
Schwarzer Pfeffer
200 g Möhren
100 g Frühlingszwiebeln
100 g Austernpilze
2 EL Sonnenblumen- oder Erdnussöl
100 g Zuckerschoten
1/2 TL Speisestärke
1 EL Sojasauce

1 Die Putenbrust kalt abwaschen, trockentupfen, in Streifen schneiden, alles salzen und pfeffern.

2 Möhren schälen und in feine Stifte schneiden. Frühlingszwiebeln waschen und in Scheiben schneiden. Austernpilze putzen und zerkleinern.

3 Das Öl in einer beschichteten Pfanne erhitzen und die Putenbruststreifen von allen Seiten goldbraun anbraten. Fleisch aus der Pfanne nehmen.

4 Austernpilze, Möhren, Zwiebeln und die Zuckerschoten in die Pfanne geben und etwa 5 Minuten unter ständigem Rühren braten.

5 Die Speisestärke mit etwas Wasser glatt rühren und zum Gemüse gießen. Alles kurz aufkochen, das Fleisch zugeben und zum Schluss mit Salz, Pfeffer und Sojasauce würzen.

Pro Portion ca. 329 kcal

Tipp Dieses Rezept kann beliebig variiert werden – eine Chinapfanne ist nahezu ideal für eine Niedrig-GLYX-Ernährung.

Sauerkraut mit Kasseler

1 Das Kasseler mit der Gemüsebrühe in einen großen Topf geben und 15 Minuten kochen lassen.

2 Sauerkraut, Haferflocken und sämtliche Gewürze dazugeben. Alles bei schwacher Hitze 30 Minuten weiter kochen lassen. Ab und zu umrühren.

3 Das Fleisch herausnehmen und in Scheiben schneiden. Das Kraut nochmals mit Salz und Pfeffer abschmecken.

4 Kraut und Fleischscheiben zusammen auf einer Platte anrichten.

Pro Portion ca. 270 kcal

Zutaten

Für 4 Portionen

500 g mageres Kasselerfilet
1/2 l Gemüsebrühe
600 g frisches Sauerkraut (oder 1 gr. Dose)
5 EL grobe Haferflocken
1 Lorbeerblatt
2 Wacholderbeeren
Jodsalz
Pfeffer
Kümmel nach Belieben

VIEL TRINKEN

- Sie sollten mindestens zwei bis drei Liter am Tag trinken. Ideal ist jede Form von Wasser. Hier gilt: je mehr, je besser.
- Tagsüber sollte immer eine Tasse Tee oder ein Glas Wasser in Griffnähe stehen, dann greifen Sie automatisch öfter zu.
- Vielen Menschen fällt es leichter viel zu trinken, wenn das Wasser zimmerwarm und ohne Kohlensäure ist.
- Kaffee und schwarzer Tee in Maßen genossen machen munter und wach.
- Gemüsesäfte bringen Fitness in Ihren Alltag, sollten aber nicht in großen Mengen getrunken werden.
- Kräutertees sollten nur in Maßen getrunken werden. Ihre heilende Wirkung kann bei übermäßigem Genuss schnell schädlich werden.
- Wahre Power-Drinks und ausgesprochen leckere Cocktails sind Fruchtsaftmischungen aus frisch gepresstem Obst oder aus dem Entsafter. In der Zusammenstellung gibt es keine Grenzen, mischen Sie also munter drauflos.
- Milch ist ein guter Eiweißlieferant und schmeckt mit Früchten gemischt prächtig. Sie enthält jedoch Milchzucker und Fett, deshalb auch hier auf die Menge achten.
- Gegen ein Gläschen trockenen Weiß- oder Rotwein ist nichts einzuwenden. Allerdings sollte Alkoholgenuss immer die Ausnahme und niemals die Regel sein. Bier und hochprozentige Alkoholika sind möglichst zu meiden.

Champignonschnitzel

Zutaten

Für 4 Portionen

500 g frische Champignons
1 Bund Petersilie
2 EL Olivenöl
Salz
Pfeffer
Zitronensaft
4 magere Schweineschnitzel à 150 g
4 Tomaten
Curry nach Belieben

1 Champignons putzen und in dicke Scheiben schneiden. Petersilie waschen, trockenschwenken und hacken.

2 1 Esslöffel Öl in einem Topf erhitzen. Champignons 15 Minuten darin dünsten, salzen, pfeffern und mit Zitronensaft abschmecken.

3 Den Topf vom Herd nehmen und die gehackte Petersilie darunter mischen, warm stellen.

4 Die Schnitzel mit dem Handballen leicht klopfen, salzen und pfeffern. Restliches Öl in einer großen Pfanne erhitzen. Die Schnitzel darin auf beiden Seiten anbraten.

5 Die Tomaten vom Stielansatz befreien, oben kreuzweise einschneiden und zu den Schnitzeln in die Pfanne geben. Einige Minuten mitdünsten lassen.

6 Schnitzel in einer flachen Schüssel anrichten. Champignons und Tomaten darauf verteilen und zum Schluss alles mit Curry überpudern.

Pro Portion ca. 215 kcal

Hähnchen-Tomaten-Zwiebel-Nudeln

Zutaten

Für 4 Portionen

400–500 g Hähnchenbrustfilet
Salz
Schwarzer Pfeffer
250 g Muschelnudeln (oder andere Nudeln aus Hartweizengrieß)
4 Frühlingszwiebeln
3 EL Öl
1 Pck. gewürzte pürierte Tomaten (370 g)

1 Hähnchenfleisch schnetzeln, mit Salz und Pfeffer würzen und zugedeckt beiseite stellen.

2 Nudeln in kochendes Salzwasser geben und nach Packungsanleitung bissfest kochen.

3 Frühlingszwiebeln putzen, waschen und in feine Ringe schneiden. Einige grüne Ringe beiseite legen.

4 1 Esslöffel Öl in einem Topf erhitzen und die Frühlingszwiebeln anbraten. Mit Tomaten ablöschen und köcheln lassen.

5 Restliches Öl in einer Pfanne erhitzen, Hähnchenfleisch darin unter Rühren etwa 4 Minuten scharf anbraten.

6 Nudeln abgießen, abtropfen lassen und mit dem Fleisch zur Tomatensauce geben.

7 Alles vorsichtig durchmischen und mit Salz und Pfeffer abschmecken. Zum Schluss die beiseite gelegten Frühlingszwiebelringe darüber streuen.

Pro Portion ca. 500 kcal

Chinakohlpfanne

Zutaten

Für 4 Portionen

250 g Putenbrust
1 grüne Paprikaschote
1 Möhre
250 g Chinakohl
2 Zwiebeln
1 Knoblauchzehe
2 TL Öl
200 g Sojasprossen
Frisch gemahlener Pfeffer
Sojasauce

1 Fleisch in Streifen schneiden. Paprika, Möhre und Chinakohl putzen und in sehr feine Streifen schneiden. Zwiebeln schälen, in Ringe schneiden, Knoblauch pressen.

2 Öl in einer großen Pfanne erhitzen und das Putenfleisch darin hellbraun anbraten. Das Fleisch aus der Pfanne nehmen.

3 Gemüse, Zwiebeln und Knoblauch in die Pfanne geben und unter häufigem Wenden so lange braten, bis es knackig gar ist. Die Sojasprossen zufügen und weitere 2 Minuten braten.

4 Das Fleisch zum Gemüse geben und alles gut durchmischen. Mit Pfeffer und Sojasauce würzen.

Pro Portion ca. 140 kcal

Tipp In feine Streifen geschnittenes Puten- oder Hähnchenfleisch wird beim Braten sehr schnell hart und trocken. Dies umgehen Sie, wenn Sie das Fleisch nicht anbraten, sondern am Schluss roh zum Gemüse geben und alles zusammen 2 Minuten lang kochen bzw. braten.

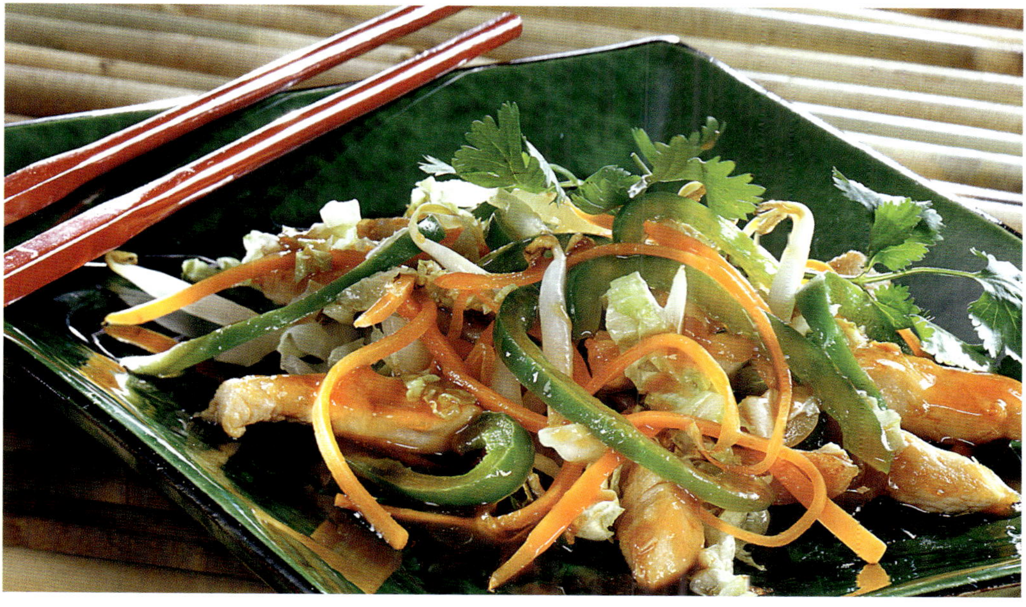

Dicke Bohnen mit Tomaten und Kräutern

Zutaten

Für 4 Portionen

400 g dicke Bohnen (TK)
100 g Zwiebeln
2 EL Olivenöl
1/8 l Brühe
1 TL heller Saucenbinder
Salz
Frisch gemahlener Pfeffer
2 Fleischtomaten
2 EL gehackte frische Kräuter der Saison, z. B. Schnittlauch, Petersilie, Basilikum oder Liebstöckel

1 Tiefgekühlte Bohnen auftauen und nach Packungsanleitung garen. Zwiebeln abziehen und fein hacken.

2 Öl in einem Topf erhitzen. Die Zwiebeln darin glasig dünsten, Brühe dazugießen, kurz aufkochen und mit Saucenbinder leicht andicken. Mit Salz und Pfeffer würzen.

3 Die Bohnen zufügen und im geschlossenen Topf etwa 5 Minuten bei schwacher Hitze köcheln lassen.

4 Tomaten waschen, die Stielansätze entfernen, das Fruchtfleisch würfeln und zu den Bohnen geben. Unterrühren und etwa 3 Minuten köcheln lassen.

5 Zum Schluss die Kräuter untermischen und das Ganze sofort servieren.

Pro Portion ca. 173 kcal

Szegediner Gulasch

Zutaten

Für 4 Portionen

1/2 Zwiebel
1/2 rote Paprikaschote
1 kleine Möhre
1 kleines Stück Knollensellerie
100 g mageres Rindfleisch
1/2 EL Pflanzenöl
1/2 EL Paprikapulver edelsüß
1 Msp. Cayennepfeffer oder eine kleine Chilischote
200 g reife Tomaten
100 g frisches Sauerkraut
1/2 TL Kräutersalz
2 EL Sahne

1 Zwiebel, Paprikaschote, Möhre und Knollensellerie putzen und in kleine Würfel schneiden. Das Fleisch ebenfalls würfeln.

2 Das Öl in einem Topf erhitzen. Die Fleischwürfel darin rundherum anbraten. Die Gemüsewürfel hinzufügen und unter Rühren anbraten. Alles mit Paprika und Cayennepfeffer kräftig würzen.

3 Die Tomaten waschen, vom Stielansatz befreien, vierteln und mit dem Pürierstab oder im Mörser pürieren.

4 Das Tomatenmus unter das Gulasch rühren und alles zugedeckt bei milder Hitze etwa 1 Stunde leise vor sich hin schmoren lassen.

5 Anschließend das Sauerkraut mit einer Gabel zerpflücken oder klein schneiden und zum Gulasch geben.

6 Kräutersalz dazugeben, das Gulasch noch einmal kräftig abschmecken und weitere 15 Minuten schmoren lassen.

7 Zum Schluss die Sahne einrühren. Danach das Gulasch nicht mehr aufkochen lassen, sondern gleich servieren.

Pro Portion ca. 390 kcal

Ungarisches Paprikagulasch

Zutaten

Für 4 Portionen

150 g mageres Rindfleisch
1 Gemüsezwiebel
1/2 rote Paprikaschote
1/2 grüne Paprikaschote
1 EL Distelöl
1 EL Paprikapulver edelsüß
1 Msp. Cayennepfeffer
500 g reife Tomaten
1 Knoblauchzehe
Je 1/2 TL Koriander, Rosmarin, Thymian und Kümmel
1 Lorbeerblatt
1 EL vegetarische Gemüsebrühe (Instantpulver)
3 EL Sahne

1 Das Fleisch abwaschen, trockentupfen und in Würfel schneiden. Die Zwiebel schälen und in schmale Ringe schneiden. Die Paprikaschoten waschen, putzen und in feine Streifen schneiden.

2 Das Öl in einem Bräter erhitzen und die Fleischwürfel darin rundherum anbraten. Die Zwiebelringe hinzufügen und glasig werden lassen.

3 Anschließend die Paprikastreifen dazugeben und das Ganze mit Paprikapulver und Cayennepfeffer würzen.

4 Die Tomaten waschen, von den Stielansätzen befreien und mit dem Pürierstab pürieren. Das Tomatenpüree zum Gulasch geben. Die Knoblauchzehe durch eine Knoblauchpresse dazudrücken und die Gewürze sowie das Instantbrühepulver hineinrühren.

5 Das Gulasch zugedeckt etwa 1 Stunde köcheln lassen. Zwischendurch ab und zu umrühren.

6 Das Lorbeerblatt entfernen und das Gulasch mit der Sahne verfeinern. Danach nicht mehr aufkochen lassen, sondern sofort servieren.

Pro Portion ca. 570 kcal

Tipp Wenn Sie am Schluss der Zubereitung 1 bis 3 Esslöffel Sahne zum Gericht geben und es nicht noch einmal aufkochen, erzielen Sie den gleichen Geschmack, den Sie mit einem Becher Sahne haben, der mitgekocht wird.

GLYX-FREUNDLICHE BEILAGEN

Reis: Naturreis, Parboiledreis, Basmatireis und Wildreis haben niedrige GLYX-Werte.

Teigwaren: Bissfest gekochte Nudeln aus Hartweizengrieß oder Vollkorn haben niedrige GLYX-Werte, weich gekochte einen mittleren GLYX.

Kartoffeln: Pellkartoffeln und Salzkartoffeln haben mittlere GLYX-Werte. Bratkartoffeln, Kroketten oder Kartoffelpüree haben einen hohen GLYX.

Gefüllte Schmorgurke

Zutaten

Für 1 Portion

1 Schmorgurke (ca. 400 g)
1/2 Zwiebel
1/2 EL kaltgepresstes Sonnenblumenöl
1 Knoblauchzehe nach Belieben
150 g Rinderhackfleisch
250 g reife Tomaten
1 TL Kräutersalz
1 TL Kräuter der Provence
1 TL vegetarische Gemüsebrühe (Instantpulver)
1 Msp. Cayennepfeffer oder eine getrocknete Chilischote
1 EL Sahne
1/2 EL gehacktes Basilikum

1 Die Gurke schälen, der Länge nach halbieren und die Kerne mit einem Löffel sorgfältig herauskratzen.

2 Die Zwiebel schälen, fein würfeln und in dem Öl glasig dünsten. Nach Belieben die Knoblauchzehe durch eine Presse dazudrücken.

3 Das Hackfleisch zu den Zwiebeln geben, mit anbraten und dabei zu Krümeln verrühren.

4 Die Tomaten waschen, vierteln und die Stielansätze entfernen. Die Tomaten mit dem Pürierstab oder im Mixer fein pürieren.

5 6 bis 7 Esslöffel Tomatenpüree zum Hackfleisch geben und das Ganze mit Kräutersalz und Kräutern der Provence würzen. Die beiden Gurkenhälften mit der Hackfleischmischung füllen.

6 Das restliche Tomatenpüree in einen kleinen Bräter geben, mit Instantbrühepulver und Cayennepfeffer würzen und die gefüllten Gurkenhälften hineinsetzen.

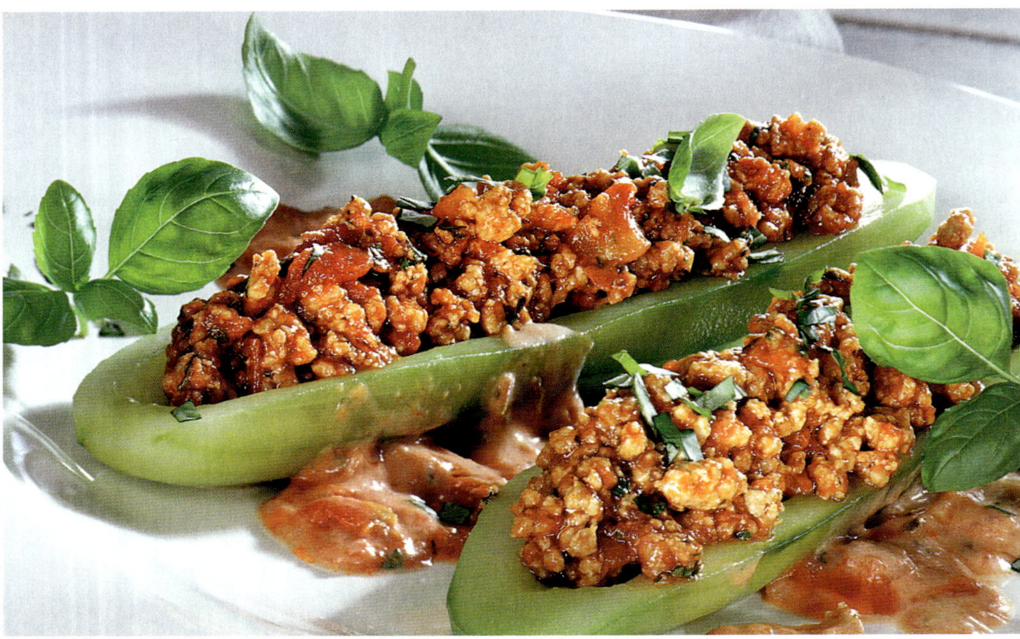

7 Alles zugedeckt bei geringer Hitze in etwa 30 Minuten garen, bis die Gurken weich sind.
8 Zum Schluss die Sahne in die Sauce rühren, die Gurken anrichten und mit dem Basilikum bestreuen.

Pro Portion ca. 560 kcal

Tipp Statt Gurke können Sie hier auch sehr gut Zucchini verwenden. Diese sollten Sie jedoch vor dem Füllen kräftig würzen, da Zucchini sonst leicht fade schmecken.

Leckere Nudelgerichte

Mit bissfest gekochter Pasta und Vollkornnudeln sind Sie auf der Sonnenseite. Sie füllen den Bauch und haben einen niedrigen GLYX, halten also lange satt. Denn dick macht nicht die Pasta, sondern die Saucen, die zu ihr gegessen werden. Zum Glück schmeckt zu Pasta fast alles. Hier finden Sie ein paar Rezepte – lassen Sie sich inspirieren. Und wenn's einmal schnell gehen soll, geben Sie einfach eine Ihrer »Fertig-Saucen« von Seite 70 bis 73 über die Nudeln. Fertig ist ein leckeres Gericht.

Spagetti mit Paprikacreme

Zutaten

Für 4 Portionen

400 g Vollkornspagetti
Jodsalz
750 g rote Paprikaschoten
1 TL Maiskeimöl
100 ml Gemüsebrühe
100 g Frischkäse mit Kräutern
1 TL Pesto (aus dem Glas)
Pfeffer
Basilikumblättchen

1 Die Nudeln nach Packungsanleitung in Salzwasser bissfest kochen.
2 Inzwischen die Paprikaschoten waschen, putzen und in feine Streifen schneiden.
3 Das Öl erhitzen und die Paprikastreifen darin unter Rühren anbraten; mit der Gemüsebrühe ablöschen.
4 Frischkäse und Pesto einrühren. Alles salzen und pfeffern und bei schwacher Hitze 5 Minuten kochen.
5 Die Nudeln abgießen, abtropfen lassen und auf die Teller verteilen. Die Paprikacreme darauf anrichten und mit Basilikumblättchen garnieren.

Pro Portion ca. 320 kcal

Tipp Nur bissfeste Nudeln haben einen niedrigen GLYX, weiche haben mittlere Werte.

Estragonnudeln mit gebratenen Champignons

Zutaten

Für 4 Portionen

400 g Spiralnudeln (Hartweizengrieß)
400 g Champignons
1 Bund Petersilie
3–4 EL Olivenöl
Salz
Saft von 1 Zitrone
1–2 Knoblauchzehen
1 Bund Estragon
Pfeffer

1 Die Nudeln in reichlich Salzwasser bissfest kochen, abbrausen und in einem Sieb abtropfen lassen.

2 Die Champignons putzen und klein schneiden. Die Petersilie waschen, trockenschütteln und hacken.

3 1 bis 2 Esslöffel Öl in einer Pfanne erhitzen und die Pilze leicht anbraten. Salz, Zitronensaft und die gehackte Petersilie dazugeben.

4 Knoblauch schälen und hacken. Estragon waschen, trockenschütteln, die Blättchen von den Stängeln zupfen und ebenfalls hacken.

5 In einem Topf das restliche Öl erhitzen und den Knoblauch kurz andünsten. Nudeln und Estragon dazugeben und alles kräftig durchrühren.

6 Die Nudeln mit Salz und Pfeffer abschmecken und mit den Champignons anrichten.

Pro Portion ca. 198 kcal

Spagetti mit feuriger Tomatensauce

Zutaten

Für 1 Portion

60 g Vollkornspagetti
Meersalz
200 g reife Tomaten
1/2 rote Paprikaschote
5 schwarze Oliven
1/2 EL kaltgepresstes Olivenöl
1 Msp. Cayennepfeffer
1 Msp. Chilipulver
1 Msp. Rosmarin
1/2 TL Paprikapulver edelsüß
1/2 TL Kräutersalz
1 Knoblauchzehe
1/2 Bund glatte Petersilie

1 Die Spagetti in leicht gesalzenem Wasser nach Packungsanleitung bissfest garen.

2 Tomaten waschen, von den Stielansätzen befreien und in grobe Stücke schneiden. Paprikaschote waschen, putzen und in Stücke schneiden, zusammen mit den Tomaten pürieren.

3 Die Oliven entsteinen und hacken. Olivenöl untermischen, in das Püree rühren und mit Cayennepfeffer, Chilipulver, Rosmarin, Paprikapulver und Kräutersalz kräftig würzen.

4 Den Knoblauch durch eine Presse dazudrücken, die Petersilie waschen, trockenschütteln, hacken und ebenfalls dazugeben.

5 Die Spagetti abgießen und mit der kalten Sauce anrichten.

Pro Portion ca. 510 kcal

Tipp Sie können statt der Nudeln auch Naturreis zur Tomatensauce essen. Und selbstverständlich können Sie die Sauce auch erwärmen und warm über die Pasta geben.

Spagetti auf Gemüse

1 Die Zwiebel schälen und in feine Ringe schneiden. Den Knoblauch schälen und zerdrücken.

2 Die Pilze putzen und in feine Scheiben schneiden. Aubergine, Paprikaschote und Zucchini waschen, putzen und in Würfel schneiden.

3 Leicht gesalzenes Wasser für die Nudeln aufsetzen, die Spagetti darin nach Packungsanleitung bissfest garen. Abgießen und abtropfen lassen.

4 Das Öl erhitzen, Zwiebeln und Knoblauch darin glasig dünsten. Gemüse dazugeben und alles bei geringer Hitze unter Rühren etwa 10 Minuten dünsten. Mit Oregano, Rosmarin, Cayennepfeffer und Gemüsebrühepulver kräftig würzen.

5 Die Nudeln mit dem Gemüse auf einem Teller anrichten. Das Basilikum darüber streuen und sofort servieren.

Pro Portion ca. 470 kcal

Zutaten

Für 1 Portion

1 kleine Zwiebel
1 Knoblauchzehe
100 g Champignons
1/2 Aubergine
1 kleine Paprikaschote
1 kleine Zucchini
Meersalz
60 g Vollkornspagetti
1 EL Olivenöl
1 TL Oregano
1 TL Rosmarin
1 Msp. Cayennepfeffer
1 TL vegetarische Gemüsebrühe (Instantpulver)
2 EL gehacktes Basilikum

Geflügelleber an Salbeinudeln

1 Die Nudeln nach Packungsanleitung in Salzwasser bissfest kochen.

2 Schalotten abziehen und klein hacken. Pilze putzen und klein schneiden. Tomaten waschen und halbieren. Salbei waschen, die Blätter abzupfen und hacken.

3 1 Esslöffel Olivenöl in einer Pfanne erhitzen, Schalotten darin glasig dünsten. Pilze und Tomaten dazugeben und kurz mitbraten. Alles aus der Pfanne nehmen und beiseite stellen.

4 Leber abspülen, putzen und klein schneiden. Im restlichen Bratfett etwa 3 Minuten braten, salzen und pfeffern. Pilze und Tomaten dazugeben, alles nochmals kurz erhitzen.

5 Nudeln abgießen. Restliches Öl im Topf erhitzen und Salbeiblätter darin anschmoren. Nudeln wieder in den Topf geben und alles vermengen. Zusammen mit der Leber anrichten.

Pro Portion ca. 560 kcal

Zutaten

Für 4 Portionen

350 g Vollkornnudeln
Jodsalz
2 Schalotten
100 g rosa Champignons
150 g Kirschtomaten
1/2 Bund frischer Salbei
2 EL Olivenöl
500 g Geflügelleber
Pfeffer

Grüne Nudelnester mit Zanderfilet

Zutaten

Für 4 Portionen

400 g Zanderfilet
2 EL Zitronensaft
Salz
Weißer Pfeffer
1 große Fenchelknolle mit Grün
2 EL Olivenöl
1 TL Mehl
175 ml Fischfond
400 g grüne Bandnudeln (Hartweizengrieß)

1 Das Zanderfilet in 3 bis 4 Zentimeter große Würfel schneiden. Mit Zitronensaft, Salz und Pfeffer würzen.

2 Den Fenchel waschen, putzen und in feine Streifen schneiden. Das Grün klein schneiden und beiseite legen.

3 Olivenöl in einer Pfanne erhitzen, den Fenchel leicht anbraten, mit dem Mehl bestäuben und mit Fischfond ablöschen. Zugedeckt bei schwacher Hitze 8 Minuten köcheln lassen.

4 Reichlich Salzwasser zum Kochen bringen. Die Nudeln darin nach Packungsanleitung bissfest garen, abgießen und abtropfen lassen.

5 Die Fischwürfel zum Fenchel geben und bei geringer Hitze alles 3 bis 4 Minuten durchziehen lassen.

6 Aus den Nudeln runde Nester machen, jeweils in die Mitte Fisch und Fenchel füllen und mit dem Fenchelgrün garniert servieren.

Pro Portion ca. 520 kcal

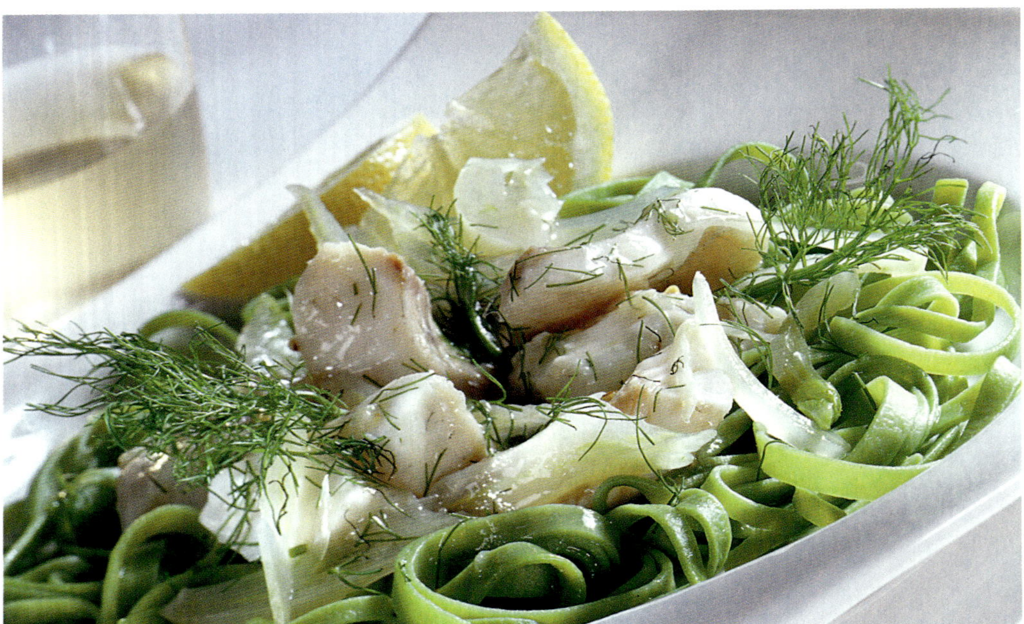

Fisch und Schalentiere

Fisch können Sie eigentlich nie genug essen. Als Faustregel gilt: mindestens dreimal die Woche. Fisch soll zwar »schwimmen«, aber weder in Fett noch in Wein. Am besten schwimmt er in leicht gesalzenem Wasser.

Seelachs in Tomaten-Brokkoli-Sauce

1 Fisch abspülen und würfeln. Brokkoli putzen, in Röschen teilen, dicke Stiele schälen und klein schneiden.

2 Den Brokkoli in wenig Salzwasser zugedeckt etwa 7 Minuten dünsten, abgießen und abtropfen lassen.

3 Zwiebeln abziehen und klein schneiden. Öl in einer Pfanne erhitzen und Zwiebeln darin glasig dünsten.

4 Tomaten, Gewürze und Gemüsebrühepulver zugeben. Alles 5 Minuten bei schwacher Hitze kochen.

5 Brokkoli in die Tomatensauce geben und alles vorsichtig mit dem Pürierstab zerkleinern.

6 Fischwürfel dazugeben und zugedeckt 5 Minuten ziehen lassen.

Pro Portion ca. 250 kcal

Zutaten

Für 4 Portionen

600 g Seelachsfilet
750 g Brokkoli
Jodsalz
2 Zwiebeln
2 EL Olivenöl
1 Dose Pizzatomaten (ca. 400 g)
1 Lorbeerblatt
Pfeffer
1/2 TL getrocknete Kräuter der Provence
1 TL Gemüsebrühe (Instantpulver)

Spanische Fischsuppe

1 Die Tomaten kurz überbrühen, häuten und achteln, dabei die Stielansätze entfernen. Paprikaschoten waschen, putzen und in Streifen schneiden.

2 Zwiebeln und Knoblauch schälen, fein würfeln und in dem Öl glasig dünsten. Reis, Paprika und Tomaten dazugeben und 5 Minuten anbraten. 1 Liter heißes Wasser angießen, 25 Minuten köcheln lassen.

3 Den Fisch waschen, mit Zitronensaft beträufeln, mit dem Rosmarin in die Suppe geben. 5 Minuten garen. Schnittlauch, Petersilie und Salz zugeben und servieren.

Pro Portion ca. 445 kcal

Zutaten

Für 4 Portionen

500 g Tomaten
Je 250 g rote und grüne Paprikaschote
3 Zwiebeln
3 Knoblauchzehen
6 EL Olivenöl
100 g Naturreis
500 g Fischfilet (Rotbarsch oder Seelachs)
1 EL Zitronensaft
1/2 TL getrockneter Rosmarin
Je 1 EL Schnittlauchröllchen und gehackte Petersilie
1 TL Salz

Ratatouille mit Fisch

Zutaten

Für 1 Portion

100 g Aubergine
1 rote Paprikaschote
1 kleine Zucchini
1 mittelgroße Zwiebel
1 EL Olivenöl
3 mittelgroße Tomaten
1 Knoblauchzehe
1/2 TL Kräuter der Provence
1 TL vegetarische Gemüsebrühe (Instantpulver)
200 g küchenfertiges Fischfilet (Seelachs oder Kabeljau)
1 Schuss Weißwein
Petersilie

1 Aubergine, Paprikaschote und Zucchini waschen, putzen und in feine Streifen schneiden. Zwiebel schälen und in Ringe schneiden. Olivenöl erhitzen und das Gemüse bei mittlerer Hitze 5 bis 8 Minuten dünsten.

2 Tomaten waschen, die Stielansätze entfernen und das Fruchtfleisch mit dem Pürierstab pürieren. Das Tomatenmus zu dem Gemüse geben. Knoblauch durch eine Presse dazudrücken.

3 Das Gemüse mit den Kräutern der Provence und Gemüsebrühepulver würzen.

4 Das Fischfilet waschen, trockentupfen und in Stücke schneiden. Zum Ratatouille geben und in der geschlossenen Pfanne bei leichter Hitze 6 bis 8 Minuten garen.

5 Den Weißwein zugeben, nochmals abschmecken und mit der Petersilie garnieren.

Pro Portion ca. 400 kcal

Fischpfanne

Zutaten

Für 1 Portion

1 rote Paprikaschote
1 Stange Lauch
1 Möhre
1 EL Olivenöl
200 ml vegetarische Gemüsebrühe (Instant)
200 g Rotbarschfilet
1 EL Zitronensaft
1 TL Kräutersalz
Sojamehl nach Belieben
3 Zweige Petersilie
2 Zitronenscheiben

1 Paprikaschote waschen, putzen und in kleine Würfel schneiden. Lauch putzen, gründlich waschen und in Ringe schneiden. Möhre schälen und in Scheiben schneiden.

2 Das Gemüse in heißem Öl unter Rühren zart andünsten. Die Gemüsebrühe dazugießen und alles zugedeckt etwa 5 Minuten dünsten.

3 Das Fischfilet waschen, trockentupfen, würfeln, mit Zitronensaft beträufeln und mit Kräutersalz würzen.

4 Das Gemüse an den Rand der Pfanne schieben, den Fisch hineingeben und 8 bis 10 Minuten garen, dabei einmal wenden.

5 Nach Belieben etwas Sojamehl zum Binden unter das Gemüse rühren und alles einmal aufkochen lassen.

6 Die Petersilie waschen und in kleine Sträußchen zupfen. Die Fischpfanne mit Petersilie und Zitronenscheiben garniert servieren.

Pro Portion ca. 390 kcal

Schollenfilets mit Röstzwiebeln

1 Die Schollenfilets antauen lassen, dann auf beiden Seiten salzen und mit Currypulver bestreuen.

2 Den Backofen auf 220 °C (Umluft 200 °C, Gas Stufe 3) vorheizen.

3 Alufolie einölen und den Fisch darauf legen. Petersilie und Röstzwiebeln darüber verteilen und mit dem Weißwein benetzen.

4 Die Folie gut verschließen. Im Backofen 20 Minuten garen. Sie können die Filets auch im Ofen oder auf dem Gartengrill grillen.

Pro Portion ca. 240 kcal

Zutaten

Für 4 Portionen

800 g Schollenfilets (TK)
Salz
1 TL Currypulver
Öl
1 EL gehackte Petersilie
20 g Röstzwiebeln
4 EL Weißwein

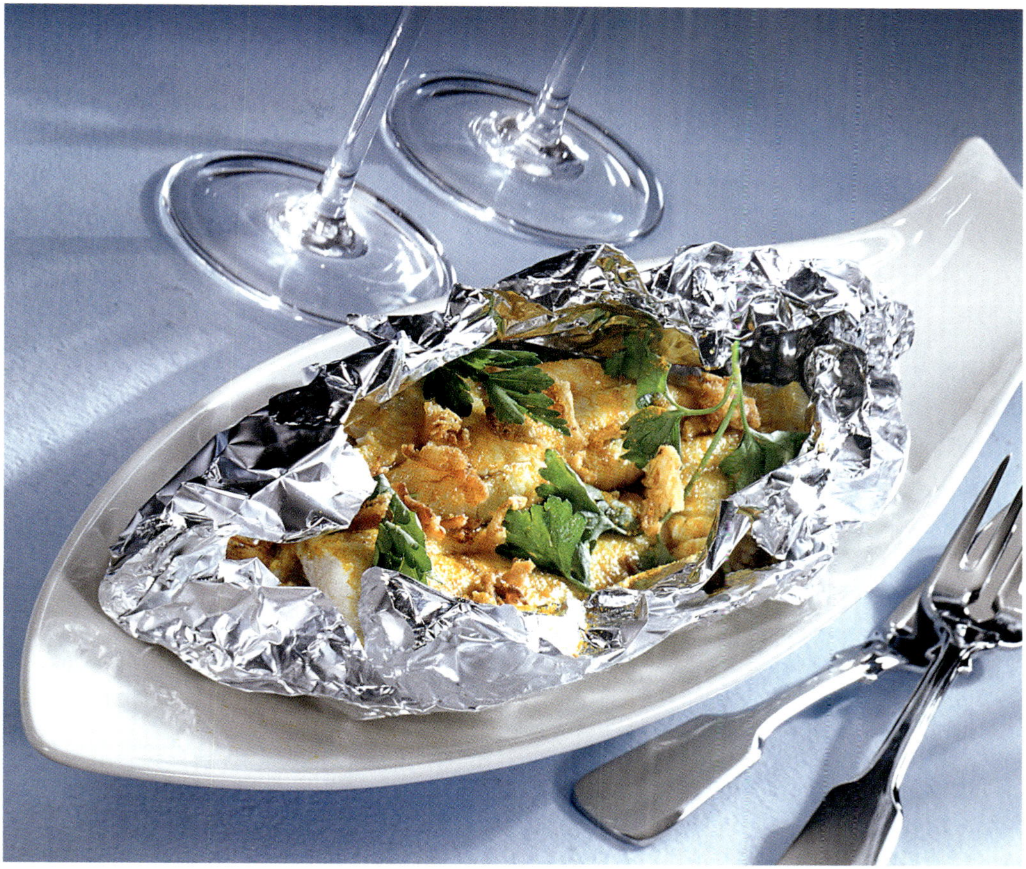

Zum Feierabend – das Abendessen

Hier finden Sie Rezepte, die Sie nicht nur abends essen, sondern auch wunderbar mit zur Arbeit nehmen können. Und wenn Ihr Partner oder Ihre Familie bei einer gesunden, GLYX-bewussten Ernährung mitmachen will, multiplizieren Sie einfach die Zutaten mit der Anzahl der Personen.

Hähnchenhamburger

Zutaten

Für 1 Portion

1 Hähnchenbrustfilet
1 EL Öl
Salz
Schwarzer Pfeffer
1 Vollkornbrötchen oder selbst gebackenes Brötchen
Einige Blätter grüner Salat
1/2 EL Salatmayonnaise
1 feste kleine Tomate
1 kleines Stück Salatgurke

1 Hähnchenbrustfilet unter kaltem Wasser abwaschen, mit Küchenpapier abtrocknen.
2 Öl in einer Pfanne erhitzen, Hähnchenbrust darin von allen Seiten etwa 3 Minuten goldbraun braten. Mit Salz und Pfeffer würzen.
3 Brötchen halbieren. Salatblätter waschen, gut trockenschleudern und auf eine Brötchenhälfte legen. Das Hähnchenfilet auf die Salatblätter legen und dünn mit Mayonnaise bestreichen.
4 Tomate und Gurke waschen, in dünne Scheiben schneiden und auf das Hähnchenfilet legen. Das Ganze mit der oberen Brötchenhälfte bedecken.

Pro Portion ca. 310 kcal

Camembertbrot

Zutaten

Für 1 Portion

1/2 rote Paprikaschote
20 g Feldsalat
1/2 Schalotte
2 Scheiben Vollkornbrot
10 g Butter
100 g Camembert, 30% Fett i. Tr.
Salz
Schwarzer Pfeffer

1 Paprika und Feldsalat waschen und putzen, den Paprika in dünne Streifen schneiden. Die Schalotte abziehen und fein würfeln.
2 Die Brote dünn mit Butter bestreichen. Schalottenwürfel, Paprikastreifen und Feldsalat darauf verteilen.
3 Den Käse in Scheiben schneiden und obenauf legen, salzen und pfeffern.

Pro Portion ca. 464 kcal

Tipp Mit selbst gebackenem Brot (Rezepte → Seite 76 f.) schmecken all die Abendbrot-Rezepte noch mal so gut.

Brote aus dem Süden

1 Tomate und Basilikum waschen, klein würfeln und in eine kleine Schüssel geben.
2 Den Feta zerbröseln und dazugeben. Alles mit Olivenöl zu einer Paste zerdrücken.
3 Die Brote mit der Paste bestreichen und mit den Gurkenscheiben belegen. Mit etwas Pfeffer würzen.

Pro Portion ca. 408 kcal

Zutaten

Für 1 Portion

1 Tomate
2 Stängel Basilikum
80 g Feta, 40% Fett i.Tr.
1 EL Olivenöl
2 Scheiben Vollkornbrot
2 Gurkenscheiben
Schwarzer Pfeffer

SCHULBROT FÜR KINDER

Fast jedes zweite Schulkind ist heute bereits übergewichtig. Doch viele Eltern bemerken die überzähligen Pfunde bei ihren eigenen Kindern nicht, wie englische Mediziner jetzt herausfanden. Wenn Ihr Kind »mollig« ist, sollten Sie es in Ihre Niedrig-GLYX-Ernährung mit einbeziehen. Für alle anderen Kinder eignet sich ein »Abendessen« wunderbar als Pausenbrot für die Schule.

Eier-Kräuter-Quark

1 Das Ei hart kochen, abschrecken, schälen und würfeln.
2 Die Kräuter waschen und fein hacken. Die Frühlingszwiebel in feine Röllchen schneiden.
3 Den Quark mit Mineralwasser cremig rühren. Frühlingszwiebel und Ei einrühren, salzen, pfeffern. Auf das Brot verteilen, mit Kräutern bestreuen.

Pro Portion ca. 222 kcal

Zutaten

Für 1 Portion

1 Ei
Frische Kräuter (z. B. Petersilie, Kerbel)
1/2 Frühlingszwiebel
3 EL Magerquark
2 EL Mineralwasser
Salz
Schwarzer Pfeffer
1 Scheibe Vollkornbrot

Schnittlauchquark

1 Quark mit Mineralwasser verrühren und mit Salz würzen.
2 Den Kümmel ohne Fett in der Pfanne anrösten und dann im Mörser zerstoßen.
3 Den Schnittlauch waschen und in Röllchen schneiden.
4 Den Schnittlauch und den zerstoßenen Kümmel in den Quark rühren. 30 Minuten durchziehen lassen, dann den Quark anrichten.

Pro Portion ca. 185 kcal

Zutaten

Für 1 Portion

250 g Magerquark
Mineralwasser
Salz
1 TL Kümmel
2 Bund Schnittlauch

Das Finale – kochen für Gäste

Gemeinsam mit Freunden zu essen, ist Lebensgenuss pur. Laden Sie ruhig Gäste ein. Auch wenn Sie sich an niedrige GLYX-Werte halten, können Sie ausgesprochen schmackhafte Gerichte zaubern, die Ihre Gäste überzeugen werden. Auf den folgenden Seiten finden Sie Vorschläge für die »feinere Küche«, aber auch weniger aufwändige Gerichte. Die Rezepte aus dem Kapitel »Mittagessen« sind natürlich ebenfalls einladungstauglich.

Seeteufelcarpaccio für Feinschmecker

Zutaten

Für 4 Portionen

250 g Seeteufelfilet
1 Bund Estragon
2 TL grüner Pfeffer
150 g Kirschtomaten
1 kleine Salatgurke
2 Schalotten
150 g Champignons
2 EL Estragonessig
1 TL Estragonsenf
3 EL Traubenkernöl
1 Prise Salz
1 Prise weißer Pfeffer
Süßstoff
Einige Blätter Kopfsalat

1 Das Fischfilet kalt abspülen und trockentupfen. Den Estragon waschen, trockenschütteln und hacken. Den grünen Pfeffer im Mörser zerstoßen.

2 Das Fischfilet in Estragon und Pfeffer wälzen, in Alufolie wickeln und 1 Stunde ins Tiefkühlfach legen.

3 Inzwischen die Tomaten waschen, die Gurke schälen, halbieren und die Kerne herausschaben. Mit einem Kugelausstecher Kugeln herauslösen.

4 Die Schalotten schälen und klein würfeln. Die Champignons putzen und in Scheibchen schneiden. Tomaten, Gurken, Schalotten und Champignons in eine Schüssel geben und locker mischen.

5 Essig mit Senf und Öl verrühren, mit Salz, Pfeffer und Süßstoff abschmecken, die Sauce über die Salatmischung geben und unterheben.

6 Die Salatblätter waschen und auf eine Platte legen, und den Salat darauf verteilen. Das Fischfilet schräg in hauchdünne Scheiben schneiden, auf der Platte anrichten und leicht salzen.

Pro Portion ca. 120 kcal

Tipp Statt Seeteufel können Sie auch Seehecht verwenden. Bei den Pilzen kann man ebenfalls variieren: Sehr lecker schmeckt z. B. eine Mischung aus Champignons, Shiitakepilzen und Pfifferlingen.

Lachsforelle in der Salzkruste

1 Den Backofen auf 225 °C (Umluft 200 °C, Gas Stufe 4) vorheizen. Die Kräuter waschen, trockenschütteln und auf einem Backblech auslegen.

2 Die Lachsforellen waschen, trockentupfen und mit zweifingerbreitem Abstand auf das Kräuterbett legen. Auf und um die Fische etwa 2 Zentimeter dick Meersalz streuen. In den Backofen schieben und auf der mittleren Schiene 25 Minuten garen.

3 Inzwischen den Bärlauch fein hacken und mit Butter, Salz und Pfeffer verrühren.

4 Zum Servieren das Backblech mit den Lachsforellen auf ein Holzbrett stellen. Die Salzkruste bei Tisch vorsichtig mit einem Hammer aufschlagen. Dazu die Bärlauchbutter reichen.

Pro Portion ca. 350 kcal

Tipp Normales Speisesalz ist hierfür zu fein, es entsteht keine schöne Kruste.

Zutaten

Für 6 Portionen

1 Bund gemischte Kräuter (z. B. Dill, Rosmarin, Thymian, Kerbel und Estragon)
2 küchenfertige Lachsforellen à 800 g
2 kg grobes ungereinigtes Meersalz (Reformhaus)
1 kleines Bund Bärlauch (ersatzweise Rucola)
50 g zimmerwarme Butter
Salz
Schwarzer Pfeffer

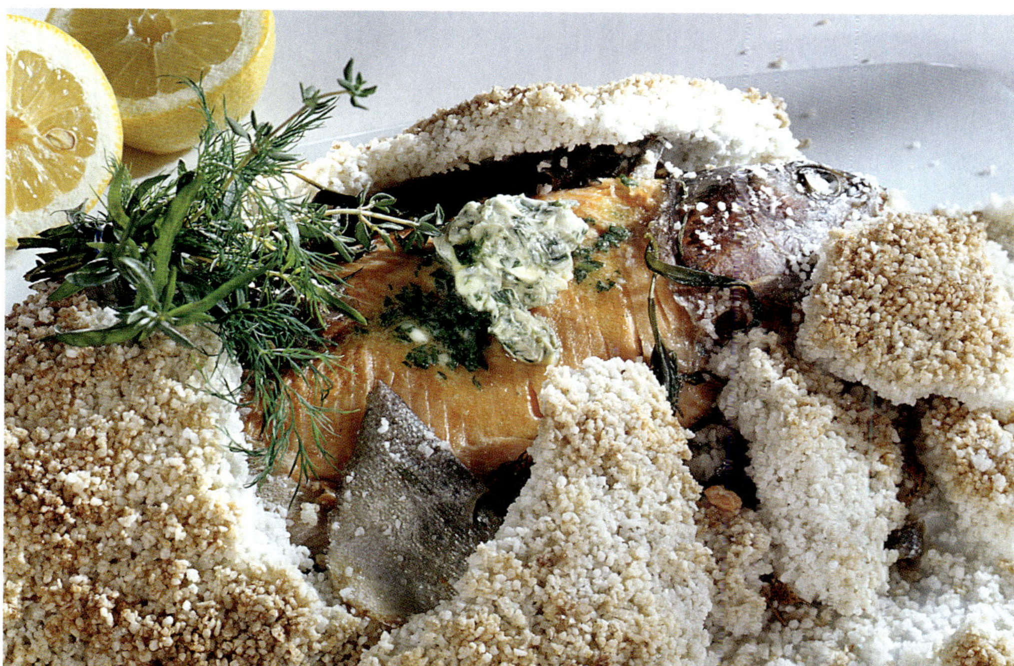

Seeteufelmedaillons auf Zuckerschoten

Zutaten

Für 4 Portionen

750 g Seeteufelmedaillons, dünn geschnitten
1 Bund frischer Koriander (ersatzweise Petersilie)
1 Orange
4 Zitronen
2 Knoblauchzehen
Salz
Süßstoff
1 Msp. Cayennepfeffer
500 g Zuckerschoten
3 EL Sonnenblumenöl
1 TL scharfer Senf
Weißer Pfeffer
1 große Fleischtomate
2 EL Olivenöl

1 Die Seeteufelmedaillons in eine Schale legen. Koriander waschen, trockenschütteln, die Blättchen abzupfen und fein hacken.

2 Orange und Zitronen auspressen. 4 Esslöffel Zitronensaft zur Seite stellen, den Rest mit dem Orangensaft mischen. Knoblauch in die Mischung pressen, Koriander hinzufügen, mit 1 Teelöffel Salz, Süßstoff und Cayennepfeffer kräftig würzen.

3 Die Marinade über den Fisch gießen und zugedeckt im Kühlschrank 1 Stunde ziehen lassen.

4 Inzwischen die Zuckerschoten waschen, putzen und in reichlich kochendem Salzwasser 3 Minuten blanchieren. Danach sofort eiskalt abschrecken und in einem Sieb gut abtropfen und abkühlen lassen.

5 Aus beiseite gestelltem Zitronensaft, Sonnenblumenöl, Senf, Salz und Pfeffer eine

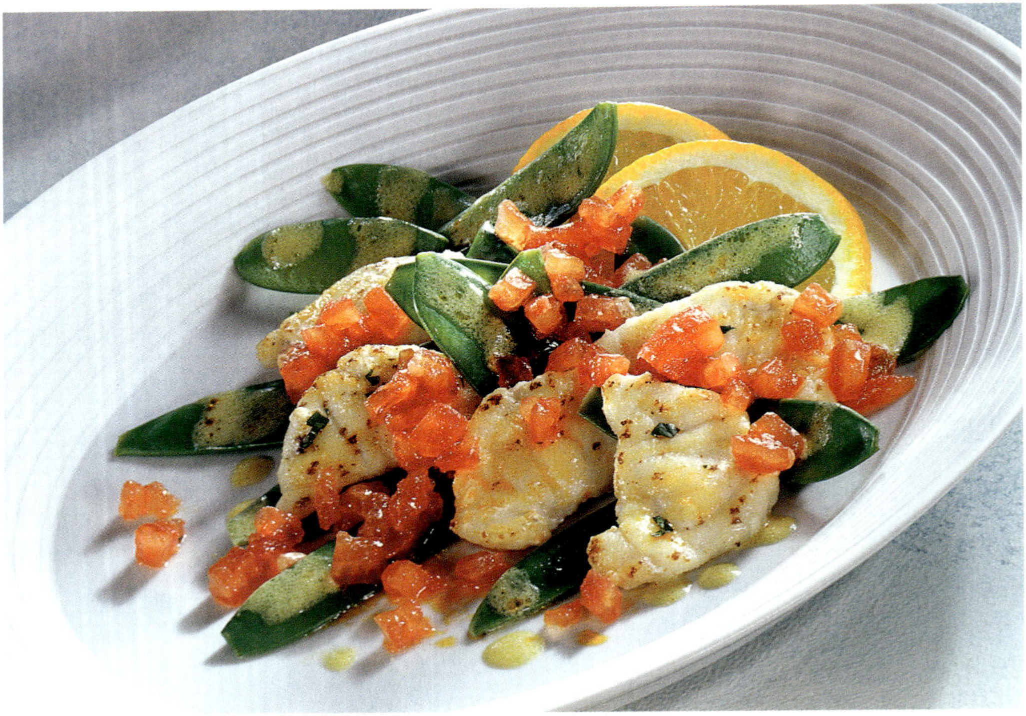

Sauce rühren. Zuckerschoten darin wenden.

6 Die Tomate kurz überbrühen, häuten, halbieren, vom Stielansatz befreien und entkernen. Das Fruchtfleisch ganz klein würfeln.

7 Das Olivenöl in einer Pfanne erhitzen. Den Fisch aus der Marinade nehmen, gut abtupfen und in dem Olivenöl insgesamt 2 bis 3 Minuten braten, dabei einmal wenden.

8 Die Seeteufelmedaillons mit den Zuckerschoten und den Tomatenwürfeln dekorativ auf vorgewärmten Tellern anrichten. Die restliche Sauce mit einem Löffel darüber träufeln und servieren.

Pro Portion ca. 380 kcal

Gefülltes Zwiebelhähnchen

Zutaten

Für 4 Portionen

1 Poularde (etwa 1,2 kg)
Salz
Schwarzer Pfeffer
1 Tütchen getrocknete Steinpilze (5 g)
150 g Lauch
2 rote Zwiebeln
2 kleine Gemüsezwiebeln
2 EL Öl
2 Knoblauchzehen
1 Ei
Fett für den Bräter

1 Poularde unter kaltem Wasser abwaschen, mit Küchenpapier abtrocknen, mit Salz und Pfeffer einreiben.

2 Steinpilze in wenig warmem Wasser einweichen.

3 Lauch putzen, waschen, trocknen und in 1 Zentimeter breite Ringe schneiden. Rote Zwiebeln und Gemüsezwiebeln schälen und 1/2 bis 1 Zentimeter groß würfeln.

4 Öl in einer großen Pfanne erhitzen, Lauch und Zwiebeln darin unter Rühren etwa 5 Minuten braten. Knoblauch dazupressen, alles kräftig salzen und pfeffern. Steinpilze abtropfen lassen und dazugeben.

5 In einer Schüssel das Ei verquirlen, die warme Zwiebelmischung untermengen und etwas abkühlen lassen.

6 Den Ofen auf 200 °C (Umluft 180 °C, Gas Stufe 3) vorheizen. Die Ei-Zwiebel-Masse in die Poularde füllen und diese mit Holzspießchen oder Küchengarn verschließen.

7 Die Poularde in einen gefetteten Bräter legen, auf der zweiten Schiene von unten in 60 bis 70 Minuten knusprig braun braten. Zwischendurch mehrfach mit Bratenfond einpinseln.

Pro Portion ca. 350 kcal

Hähnchenschenkel mit Äpfeln

Zutaten

Für 4 Portionen

6–8 Hähnchenschenkel
Salz
Schwarzer Pfeffer
Cayennepfeffer
400 g kleine Schalotten
4 feste rotschalige Äpfel
2 EL Zitronensaft
2 EL Öl
1/4 l trockener Apfelwein
2 TL frische Majoranblättchen

1 Hähnchenschenkel häuten, waschen und abtrocknen. Rundherum mit Salz, schwarzem Pfeffer und etwas Cayennepfeffer würzen.

2 Schalotten schälen, eventuell noch zerteilen. Äpfel waschen und gründlich abreiben, vierteln und das Kerngehäuse entfernen. Die Viertel in dicke Spalten schneiden und mit Zitronensaft beträufeln.

3 Den Ofen auf 225 °C (Umluft 200 °C, Gas Stufe 4) vorheizen.

4 Öl in einem großen Bräter erhitzen, Hähnchenschenkel darin rundherum anbraten. Schalotten dazugeben und etwas Farbe annehmen lassen, dann die Apfelspalten dazugeben und kurz anbraten.

5 Mit Apfelwein ablöschen, mit Salz, Pfeffer und Majoran würzen. Auf der mittleren Schiene im Ofen etwa 20 Minuten garen.

Pro Portion ca. 290 kcal

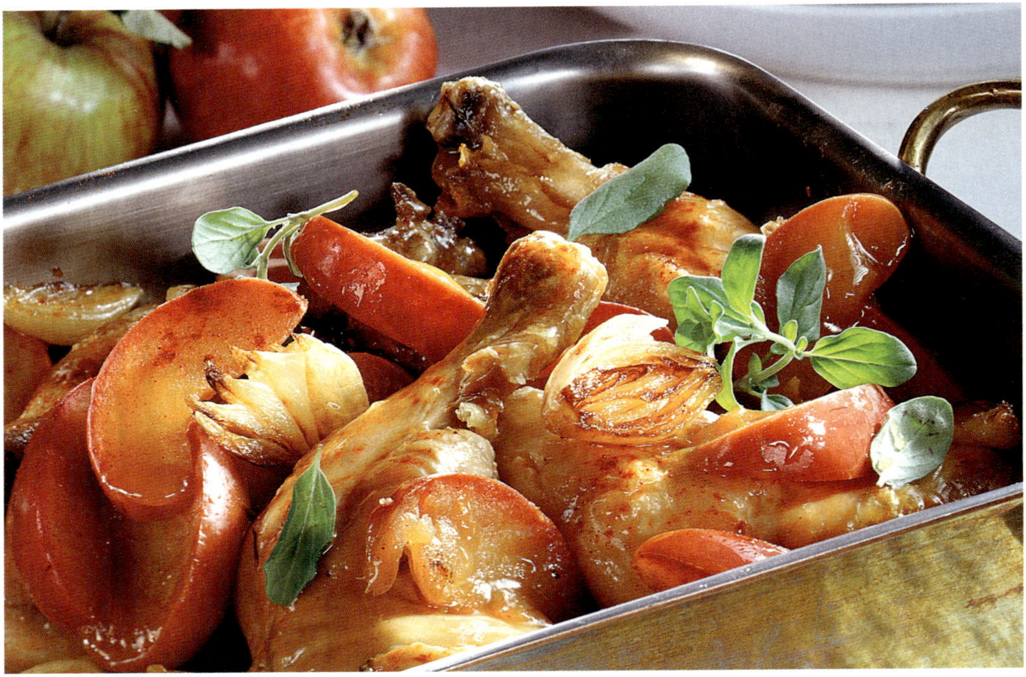

Hähnchen-Gemüse-Spieße

1 Hähnchenbrustfilet kalt abbrausen, mit Küchenpapier abtrocknen und mundgerecht würfeln. In einer Marinade aus 3 Esslöffeln Öl, Salz, Pfeffer und Koriander wenden.

2 Zucchini waschen, putzen und in 1 Zentimeter dicke Scheiben schneiden. Tomaten waschen, Champignons abreiben und putzen. Alle Zutaten abwechselnd auf lange Spieße reihen, rundherum mit Salz und Pfeffer würzen.

3 Restliches Öl in einer großen Pfanne erhitzen. Die Spieße rundherum scharf anbraten, dann bei reduzierter Hitze weitere 5 bis 7 Minuten braten.

4 Inzwischen Kräuter waschen, trockenschütteln, und fein hacken. Mit Quark und Milch verrühren, mit Salz, Pfeffer und Zitronensaft abschmecken.

5 Den Quark zusammen mit den Spießen anrichten, alles mit grob gemahlenem Pfeffer bestreuen.

Pro Portion ca. 350 kcal

Zutaten

Für 4 Portionen

- 250 g Hähnchenbrustfilet
- 5–6 EL Öl
- Salz
- Schwarzer Pfeffer
- Gemahlener Koriander
- 2 kleine Zucchini
- 125 g Kirschtomaten
- 100 g mittelgroße Champignons
- 1 Bund glatte Petersilie
- 1 Bund Basilikum
- 1 Zweig Dill
- 1/2 Bund Schnittlauch
- 500 g Speisequark, 20% Fett i. Tr.
- Etwa 100 ml Milch
- Etwas Zitronensaft

Heilbuttkoteletts in Kapernsauce

1 Den Fisch abspülen und trocknen. 1 Zitrone auspressen, den Fisch mit Zitronensaft beträufeln, 10 Minuten ziehen lassen. Die Zwiebel schälen.

2 1/4 Liter Wasser mit Wein, Essig, 1/2 Esslöffel Salz, Zwiebel, Gewürzkörnern und Lorbeerblatt aufkochen.

3 Die Fischkoteletts in den Sud geben und bei schwacher Hitze 15 Minuten ziehen lassen. Herausnehmen, warm stellen und den Sud durch ein Sieb gießen.

4 Das Olivenöl erhitzen, darin das Mehl anschwitzen. Fischsud angießen. Aufkochen, Kapern untermischen, mit Salz und Süßstoff abschmecken.

5 Das Eigelb mit der Sahne verquirlen, 2 Esslöffel von der heißen Sauce unterrühren. Den Topf vom Herd nehmen, die Eigelb-Sahne-Mischung einrühren. Die Koteletts mit der Sauce servieren.

Pro Portion ca. 355 kcal

Zutaten

Für 4 Portionen

- 4 Heilbuttkoteletts à 200 g
- 1 unbehandelte Zitrone
- 1 Zwiebel
- 1/4 l Weißwein
- 1 EL Essig
- Salz
- Je 4 Pfeffer- und Pimentkörner
- 1 Lorbeerblatt
- 2 EL Olivenöl
- 1 EL Mehl
- 1 EL Kapern
- Süßstoff
- 1 Eigelb
- 2 EL Sahne

Gefüllte Tintenfischchen

Zutaten

Für 4 Portionen

4 Eier
500 g mittelgroße, küchenfertige Tintenfische (Kalmare)
500 g Tomaten
150 g rote Paprikaschoten
120 g Zucchini
120 g Zwiebeln
2 Knoblauchzehen
80 ml Olivenöl
Salz
Schwarzer Pfeffer
1/2 TL Thymian
Basilikum

1 3 Eier hart kochen, abschrecken, schälen und fein hacken. Tintenfische waschen und häuten. Kopf und Fangarme abschneiden und hacken.

2 Tomaten überbrühen, häuten, entkernen, vom Stielansatz befreien, fein würfeln. Paprika und Zucchini waschen und putzen, Zwiebeln und Knoblauch schälen; alles fein hacken.

3 In 2 Esslöffeln Öl Zwiebeln und Knoblauch 8 Minuten dünsten. Zucchini-, Paprika- und Tintenfischwürfel dazugeben und 4 Minuten schmoren. Die Hälfte der Tomaten zufügen und die Pfanne vom Herd nehmen. Gehackte Eier und 1 rohes Ei einrühren, salzen und pfeffern.

4 Den Ofen auf 175 °C (Umluft 155 °C, Gas Stufe 2) vorheizen.

5 Die Füllung in die Tintenfischkörper geben. Mit Zahnstochern verschließen, in eine Auflaufform legen, restliche Tomaten und Olivenöl darauf verteilen. Mit Thymian bestreuen, salzen und pfeffern. Abdecken und 15 bis 20 Minuten garen. Mit Basilikum bestreut servieren.

Pro Portion ca. 380 kcal

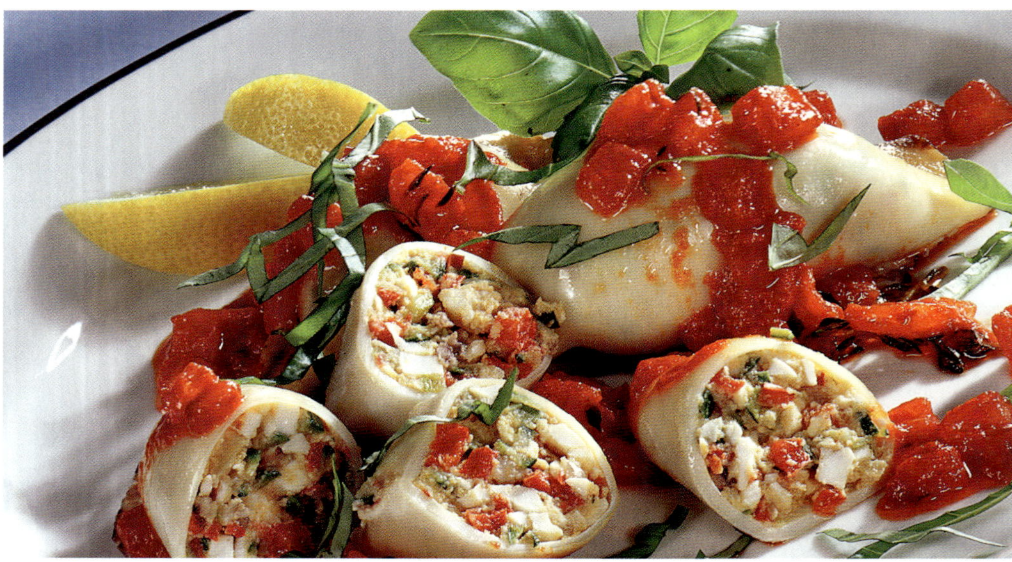

Das Sahnehäubchen – leckere Desserts

Dank GLYX-bewusster Ernährung gehören Heißhungeranfälle auf Süßes der Vergangenheit an. Ein kleiner feiner Nachtisch ist jedoch nicht zu verachten, besonders wenn Sie Gäste haben. Denn erst ein Dessert rundet das perfekte Essen ab. Hier finden Sie ein paar Vorschläge, wie Sie Ihren Gaumen verwöhnen können.

Scharfe Pflaumensorbet-Nocken

1 Pflaumen waschen, entkernen und in Spalten schneiden.
2 Chilischoten im Mörser sehr fein zerstoßen. 50 Milliliter Wasser kurz aufkochen lassen, zuerst das Chilipulver, dann die Pflaumenstücke dazugeben und unter ständigem Rühren 5 bis 8 Minuten kochen lassen.
3 Topf vom Herd nehmen und den Fruchtzucker einrühren.
4 In einer Schüssel auskühlen lassen. Anschließend für 2 Stunden ins Tiefkühlfach stellen, zwischendurch immer wieder kräftig durchrühren.
5 Teller mit Kakaopulver bestäuben, mit zwei Esslöffeln Nocken aus dem Sorbet abstechen und darauf anrichten.

Pro Portion ca. 90 kcal

Zutaten

Für 4 Portionen

500 g Pflaumen
1–2 getrocknete Chilischoten
4 EL Fruchtzucker
Etwas Kakaopulver

Obstsalat

1 Weintrauben und Nektarine gründlich waschen. Weintrauben halbieren, Nektarine entsteinen und in kleine Stücke schneiden. Beides zusammen in eine Schüssel geben.
2 Orange und Kiwi schälen, in kleine Stücke schneiden und ebenfalls in die Schüssel geben.
3 Birne und Apfel schälen, entkernen, klein schneiden, in die Schüssel geben und sofort mit Zitronensaft benetzen.
4 Alles vorsichtig durchmengen und mit Fruchtzucker nach Geschmack süßen.

Pro Portion ca. 575 kcal

Zutaten

Für 4 Portionen

100 g Weintrauben
1 Nektarine
1 kleine Orange
1 Kiwi
1 Birne
1 Apfel
Saft von 1/2 Zitrone
1–2 EL Fruchtzucker

Bratäpfel

Zutaten

Für 4 Portionen

1/2 Päckchen Mandelstifte
4 EL Rosinen
4 TL Honig
2 TL Zimt
4 mittelgroße mürbe Äpfel
400 ml naturtrüber Apfelsaft

1 Die Mandelstifte ohne Fett in einer beschichteten Pfanne goldbraun rösten, dann in eine Schüssel umfüllen.

2 Rosinen, Honig und Zimt zu den Mandeln geben und alles gut vermengen. Den Backofen auf 175 °C (Umluft 155 °C, Gas Stufe 2) vorheizen.

3 Die Äpfel waschen, einen flachen Deckel abschneiden und das Kerngehäuse vorsichtig herausstechen.

4 Den Apfelsaft in eine feuerfeste Form gießen. Die Äpfel mit der Mandel-Rosinen-Mischung füllen, die Deckel wieder darauf legen und die Äpfel in die Form setzen.

5 Die Form in den Ofen schieben und die Bratäpfel etwa 30 Minuten schmoren lassen. Ab und zu mit dem Apfelsaft aus der Form übergießen.

Pro Portion ca. 220 kcal

Grießflammeri

Zutaten

Für 4 Portionen

1/2 l Milch
Etwas geriebene Zitronenschale
40 g Zucker
1 Prise Salz
65 g Grieß
1 Eigelb

1 Milch mit etwas Zitronenschale aufkochen, Zucker und Salz hineinrühren.

2 Den Grieß langsam und vorsichtig in die Milch hineinstreuen und 6 bis 10 Minuten bei geringer Wärmezufuhr ausquellen lassen.

3 Den Topf von der Kochplatte nehmen, das Eigelb schnell unter den Grieß ziehen und die Masse in eine kalt ausgespülte Puddingform geben.

4 Flammeri abkühlen lassen, auf eine Platte stürzen und servieren.

Pro Portion ca. 104 kcal

Tipp Servieren Sie den Flammeri mit einer feinen Beerensauce. Diese können Sie besonders gut aus weichen Beeren herstellen, z. B. Himbeeren, Erdbeeren und Brombeeren. Dazu 50 bis 100 Milliliter Fruchtsaft in einem Topf erhitzen, die Beeren hinzufügen und bei schwacher Hitze so lange kochen, bis die Beeren »zerfallen«. Die Sauce nach Bedarf mit Fruchtzucker oder Honig süßen und mit Gelatine eindicken.

Der Augenschmaus

1 Quark in eine Schüssel geben, mit Mineralwasser und Fruchtzucker glatt rühren.

2 Pumpernickel nicht zu fein zerbröseln. Die Schokolade fein raspeln und zu den Pumpernickelbröseln geben. Den Birnensaft dazugeben und alles vorsichtig durchrühren.

3 Die Kirschen waschen, halbieren und entsteinen. Einige Kirschen zur Deko beiseite legen.

4 In vier hochstielige Gläser schichtweise Quark, Kirschen und die Pumpernickel-Schokoladen-Masse füllen. Darauf achten, dass die letzte Schicht aus Quark besteht.

5 Vor dem Servieren den Augenschmaus mit den beiseite gelegten Kirschen und frischen Minzeblättchen dekorieren.

Pro Portion ca. 190 kcal

Zutaten

Für 4 Portionen

250 g Magerquark
1/8 l Mineralwasser
3 EL Fruchtzucker
2–3 Scheiben Pumpernickel
100 g Bitterschokolade > 70 % Kakaoanteil
3–4 EL Birnensaft
250 g Kirschen
8 frische Minzeblättchen

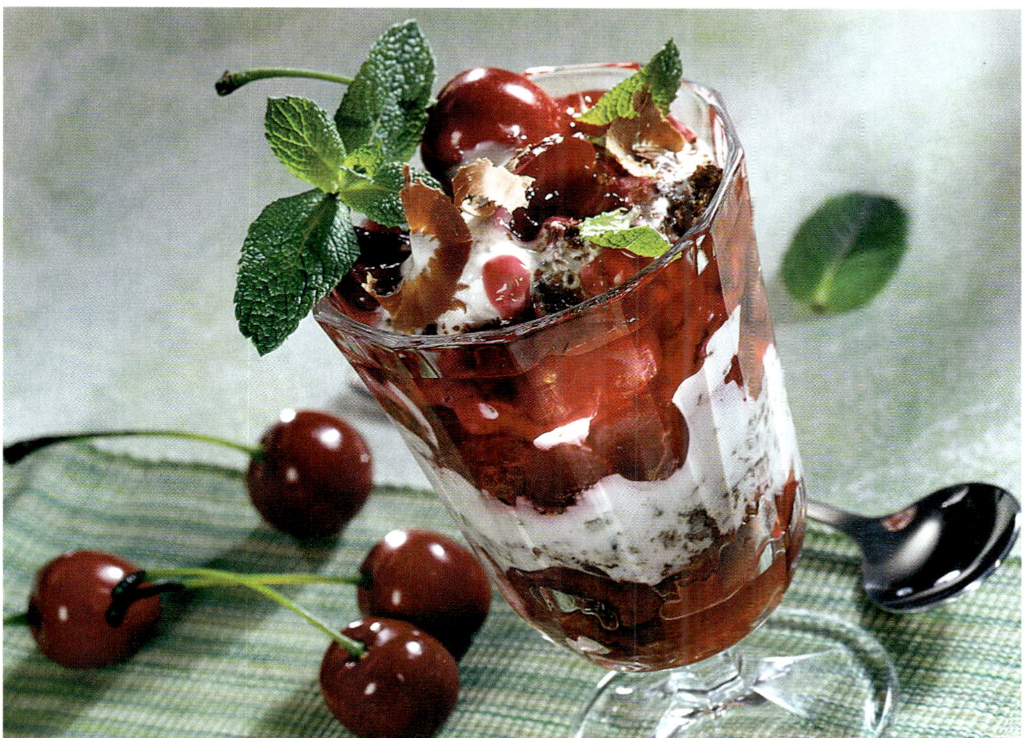

Feine Pasten und Saucen selbst gemacht

Die Industrie macht alles möglich: Saucenpulver wird in einer Minute zur Sauce, eine Suppenterrine ist in fünf Minuten fertig und mit Gewürzpasten können Sie alt werden, so lange ist deren Haltbarkeit. Der Preis für diese »bequeme« Ernährung ist jedoch sehr hoch: Sie bezahlen ihn mit Ihrer Gesundheit und Ihrem Aussehen. Denn Ihr Körper ist weder auf Konservierungsstoffe noch auf chemisch hergestellte Lebensmittel oder Geschmacksverstärker eingerichtet. Und dabei ist es so einfach, der chemischen Lebensmittelindustrie ein Schnippchen zu schlagen und sich natürlich zu ernähren. Viele Saucen sind ganz leicht selbst herzustellen – dabei sollte man allerdings praktisch denken, so ist beispielsweise Gemüsebrühe aufwändig zu machen und schlecht zu konservieren. Die folgenden Saucen und Pasten sind hingegen unkompliziert, haltbar und einfach lecker.

Bunte Gemüsesauce

Zutaten

Für 3–4 Portionen

1 großes Bund Suppengrün
2 Zwiebeln
1 Kartoffel
200 ml heiße Gemüsebrühe
1 Bund Petersilie
Salz
Frisch gemahlener Pfeffer
Muskat

1 Das Suppengrün waschen, putzen und klein schneiden. Die Zwiebeln abziehen, die Kartoffel schälen und beides fein würfeln. Alles mit der Brühe im geschlossenen Topf bei schwacher Hitze etwa 20 Minuten garen.

2 Das Gemüse mitsamt der Garflüssigkeit mit dem Pürierstab oder im Mixer fein pürieren. Die Petersilie waschen, trockenschütteln, die Blättchen abzupfen und zu der Sauce geben. Alles noch einmal kräftig durchmixen.

3 Die Sauce kurz erhitzen und mit Salz, Pfeffer und Muskat würzen.

Pro Portion ca. 65 kcal

Tipp Diese Allroundsauce passt zu allen Gerichten, die keine eigene Sauce mitbringen, ob Fleisch-, Fisch- oder Nudelgerichte. Sie lässt sich durch andere Kräuter wie etwa Estragon oder Dill leicht abwandeln.

Paprikasauce

1 Die Paprikaschoten waschen, putzen und in kleine Stücke schneiden. Zwiebeln und Knoblauch abziehen und fein würfeln.

2 Das Öl erhitzen und Zwiebeln und Knoblauch darin glasig dünsten. Paprikastücke zufügen und kurz mitbraten. Die Brühe angießen und das Gemüse im geschlossenen Topf 20 Minuten garen.

3 Das Gemüse mit dem Pürierstab fein zerkleinern, mit Salz und Pfeffer würzen.

Pro Portion ca. 49 kcal

Tipp Roh wird Paprika von vielen Menschen nicht gut vertragen. Doch gegart und püriert – wie in diesem Rezept – ist er in der Regel sehr bekömmlich. Sie können statt Paprika für diese Sauce auch fast jede andere feste Gemüsesorte wie Tomaten, Kohlrabi, Sellerie oder Zucchini verwenden. Wer mag, kann die Sauce mit etwas Süßstoff abrunden. Das passt vor allem zu Tomaten sehr gut, da sie relativ viel Säure haben.

Zutaten

Für 6 Portionen

500 g gelbe oder rote Paprikaschoten
200 g Zwiebeln
1–2 Knoblauchzehen
2 TL Öl
200 ml Fleisch- oder Gemüsebrühe (Instant)
Jodsalz
Frisch gemahlener Pfeffer

Kalte Jogurtsauce

1 Jogurt mit Öl und Sojamehl in eine Schüssel geben und mit einem Schneebesen kräftig aufschlagen.

2 Die Sauce mit Zitronensaft, Salz, Pfeffer und nach Geschmack etwas Süßstoff kräftig würzen. Nach Belieben etwas Knoblauch dazupressen.

3 Schnittlauch waschen, trocken schütteln und fein schneiden. Die Sauce mit dem Schnittlauch mischen und sofort servieren.

Pro Portion ca. 44 kcal

Tipp Sie können die Jogurtsauce auch ohne Sojamehl anrühren. Doch diese macht sie schön cremig. Die Sauce passt zu geraspeltem rohem Gemüse und zu gekochten Hülsenfrüchten. Sie schmeckt aber auch gut zu Gemüse- oder Getreidefrikadellen. Mit 3 bis 4 Knoblauchzehen und ohne Schnittlauch ergibt sie eine kräftige Knoblauchsauce, die wunderbar zu Fisch und hellem Fleisch passt.

Zutaten

Für 4 Portionen

150 g Magerjogurt
1 TL Öl
1 gestrichener TL vollfettes Sojamehl (Reformhaus)
Etwas Zitronensaft
Jodsalz
Frisch gemahlener Pfeffer
Flüssiger Süßstoff nach Belieben
1/2 Knoblauchzehe nach Belieben
1/2 Bund Schnittlauch

Würzpaste aus frischem Basilikum

Zutaten

Für 1 kleines Glas

100 g frische Basilikumblätter
10 g Salz
Etwa 150 ml Sonnenblumen- oder Olivenöl

1 Basilikum waschen und trockentupfen. Die Blätter hacken, anschließend mit Salz und 100 Milliliter Öl in einem Mixer zu einer Paste pürieren.

2 Die Würzpaste in ein sauberes dunkles Schraubglas füllen, 1 bis 2 Zentimeter Öl darauf gießen, gut verschließen und kühl stellen.

Tipp Verbrauchen Sie die Basilikumpaste innerhalb eines halben Jahres. Für die Haltbarkeit ist es entscheidend, dass die Salzmenge strikt eingehalten wird. Zudem muss nach jeder Entnahme die Oberfläche der restlichen Würzpaste mit Öl bedeckt werden. Zum Entnehmen einen sauberen Löffel verwenden.

Bärlauchwürzpaste

Zutaten

Für 1 kleines Glas

200 g frische Bärlauchblätter
Etwa 250 ml Olivenöl oder Sonnenblumenöl
20 g Salz

1 Bärlauchblätter unter fließendem Wasser gut abspülen, trockentupfen und in Streifen schneiden. Die Blätter mit 200 Milliliter Olivenöl und Salz im Mixer pürieren.

2 Die Masse in ein sauberes, dunkles Schraubglas füllen, 1 bis 2 Zentimeter Öl darauf gießen, gut verschließen und kühl stellen.

Tipp Diese Paste können Sie auch mit allen anderen Garten- und Wildkräutern herstellen, z. B. mit Petersilie oder Sauerampfer. Dunkel und kühl aufbewahrt hält sie rund ein Jahr.

DIE ALLESKÖNNER

Die hier beschriebenen Pasten sind wahre Alleskönner und absolute Schlank- und Fitmacher. Sie können sie einfach unter Nudeln oder Quark mischen, und als Gewürz verwendet, geben sie Saucen und Salaten eine individuelle Note. Sie eignen sich aber auch als Brotaufstrich – dann sollten Sie sie mit etwas Frischkäse mischen – und schmecken gut zu Pellkartoffeln. Fleisch und Fisch können mit ihnen ebenfalls schnell gewürzt werden. Die Würzpasten sind hoch konzentriert, dosiert wird mit dem Teelöffel.

Thailändische Chilisause

Zutaten

Für 1 kleines Glas

10 frische Chilischoten
6 Knoblauchzehen
6 Schalotten
2 Zitronen
1 EL brauner Zucker
4 EL Fischsauce

1 Die Chilischoten entkernen und fein hacken. Knoblauch und Schalotten abziehen, in Scheiben und Ringe schneiden und fein wiegen. Alles zusammen in einer Pfanne ohne Fett rösten, bis es leicht braun wird.
2 Die Zitronen auspressen, den Saft mit dem Zucker und der Fischsauce zur angerösteten Chilimischung geben. Aufkochen und 10 Minuten zugedeckt sieden lassen. Bei Bedarf etwas Wasser zugeben.
3 Die Mischung mit dem Stabmixer pürieren. Die fertige Chilisauce in ein Glas füllen, abkühlen lassen und im Kühlschrank aufbewahren.

Tipp Die scharfe Sauce ist ideal zum Nachwürzen von Chinapfannen. Sie wird kalt verwendet.

Eingelegter Knoblauch

Zutaten

Für 2 Gläser von je 1/2 Liter

4 große Knollen Knoblauch
1/4 l Weißweinessig
1 gehäufter EL Salz
Kräutermischung nach Wunsch: Thymian, Oregano, Rosmarin, Salbei, Lorbeer
2 Chilischoten
3/4 l kaltgepresstes Olivenöl

1 Den Knoblauch in Zehen teilen und diese abziehen.
2 Den Essig mit 1/4 Liter Wasser und Salz zum Kochen bringen und den Knoblauch 3 Minuten mitsieden lassen. Den Topf von der Herdplatte nehmen und den Inhalt erkalten lassen. Die Knoblauchzehen herausnehmen.
3 Die Kräuter waschen und sorgfältig abtrocknen. Die Chilischoten entkernen. Kräuter und Chilischoten mit den Knoblauchzehen vermischen und auf zwei saubere Gläser verteilen.
4 Die Gläser mit dem Öl auffüllen, bis alle Zutaten gut bedeckt sind. Gegebenenfalls später noch einmal Öl nachfüllen. Die Gläser gut verschließen und an einem kühlen und dunklen Ort mindestens 1 Woche durchziehen lassen.

Tipp Eingelegter Knoblauch ist milder als frischer Knoblauch. Er verleiht Saucen und Salaten eine pikante Note. Je nach Geschmack kann der Knoblauch zusammen mit etwas Öl oder auch nur das Öl allein verwendet werden.

Eingelegte Pilze

Zutaten

Für 2 Gläser von je 1/2 Liter

1 kg gemischte Pilze (Champignons, Pfifferlinge, Steinpilze, Shiitake)
Kräutermischung nach Wunsch: Thymian, Oregano, Rosmarin, Salbei, Lorbeer
1/2 l Weißweinessig
2 EL Salz
2 Chilischoten
2 Knoblauchzehen
1/2 l kaltgepresstes Olivenöl

1 Die Pilze sorgfältig reinigen, Stielenden und beschädigte Stellen wegschneiden. Große Exemplare halbieren oder vierteln. Die Kräuter waschen.

2 Den Essig mit Salz und Kräutern in 1/2 Liter Wasser zum Sieden bringen. Die Pilze zugeben und 5 Minuten mitkochen, dann im Sud erkalten lassen. Pilze und Kräuter herausnehmen und abtropfen lassen.

3 Die Chilischoten entkernen, die Knoblauchzehen abziehen und halbieren. Chilischoten und Knoblauch mit Pilzen und Kräutern mischen und in zwei saubere Gläser füllen, dabei leicht zusammendrücken.

4 Die Gläser mit Olivenöl auffüllen, bis es die Mischung einen Fingerbreit überragt. Dann die Gläser verschließen.

5 Nach dem nächsten Tag gegebenenfalls noch etwas Öl zugeben, damit die Pilze vollständig bedeckt sind. Wieder gut verschließen und kühl lagern.

Tipp Auf diese Weise können Sie auch Paprika oder Gurken einlegen.

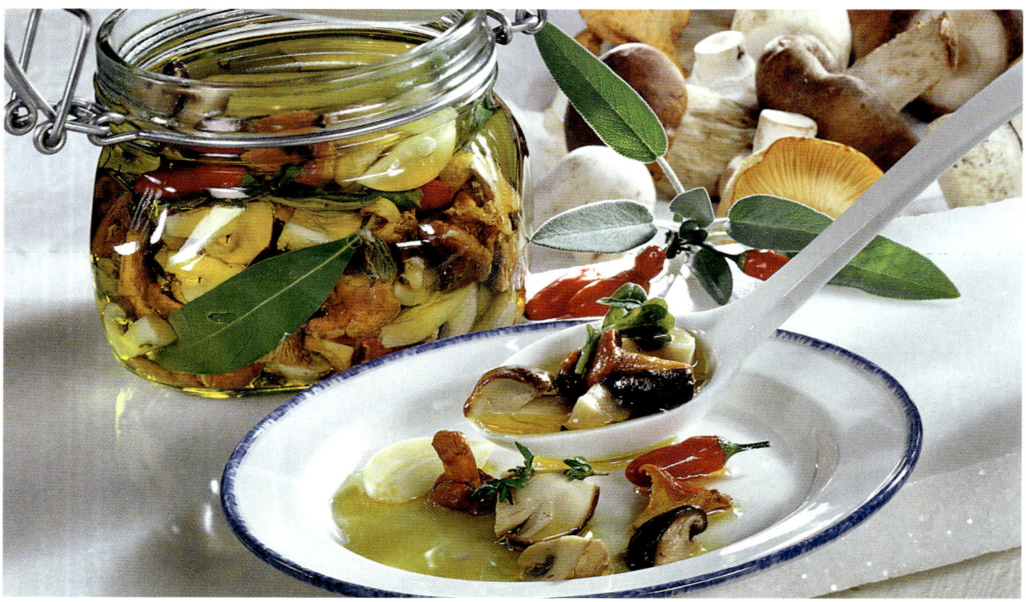

Brot selbst backen

Brot und Brötchen aus dem Supermarkt, von Discountern und auch vom Bäcker sind nicht nur teuer, sondern können auch schädlich für Ihre schlanke Linie sein. Sie müssen die Liste der Inhaltsstoffe genau studieren, um zu erkennen, was in diesen Broten enthalten ist und ob ein dunkel aussehendes Brot nicht ein »eingefärbtes« Weiß- oder Weizenbrot ist. Zudem verlangen die langen Haltbarkeitszeiten viele Zusätze und Konservierungsstoffe, die weder ins Brot noch auf Ihren Speisezettel gehören. Dabei ist es ganz einfach, Brot selbst zu backen – mit diesen Rezepten wird es Ihnen zuverlässig gelingen. Sie brauchen nur Zeit, alles andere macht der Teig fast von selbst. Sie können Ihr Brot z.B. abends backen, wenn Sie während der Wartezeit lesen oder fernsehen.

Aus allen Brotteigen können Sie auch Brötchen backen: Dazu formen Sie aus dem Teig kleine Kugeln, die Sie auf ein eingefettetes Backblech legen und an einem warmen Ort 30 Minuten aufgehen lassen. Dann backen Sie die Brötchen im vorgeheizten Backofen bei 200 °C (Umluft 180 °C, Gas Stufe 3) etwa 30 Minuten, bis sie braun und knusprig aussehen.

BROT EINFRIEREN

Da Ihr Brot keine Konservierungsstoffe enthält, hat es nur eine begrenzte Haltbarkeit. Aber Brot lässt sich sehr gut einfrieren und ist nach dem Auftauen saftig wie zuvor, wenn Sie einige Punkte beachten.

- Lassen Sie das frisch gebackene Brot gut auskühlen, und schneiden Sie es in der Mitte durch.
- Geben Sie jede Brothälfte in einen Gefrierbeutel, den Sie luftdicht verschließen.
- Frieren Sie die Brothälften sofort ein. Achten Sie darauf, dass die Beutel nicht zu dicht beisammen liegen und die Kälte gleichmäßig einwirken kann.
- Lassen Sie das Brot nach dem Einfrieren im geschlossenen Gefrierbeutel auftauen, weil es sonst austrocknet und hart wird. Danach bewahren Sie es im Brotkasten auf.
- Brot nach dem Auftauen aus dem Beutel nehmen und ganz normal verwenden. Wenn Sie es kurz antoasten, schmeckt es wie frisch aus dem Ofen.

Zutaten

Für 2 Kastenformen

150 g Jogurt
1 Würfel Hefe
1/2 TL Zucker
500 g Dinkelmehl
500 g Weizenmehl
Type 1800
2 EL Salz
Sonnenblumenkerne,
Nüsse, Oliven, Kümmel
usw. nach Belieben
Öl für die Form

Dinkelbrot

1 Jogurt in einen großen Becher füllen und die Hefe zerkrümelt dazugeben. 50 Milliliter lauwarmes Wasser und Zucker einrühren.

2 Mehl in eine große Schüssel geben, in die Mitte eine Mulde drücken. Die Hefe-Mischung in diese Mulde gießen und einer Gabel wenig Mehl einrühren. Mit etwas Mehl vom Rand bestreuen, mit einem sauberen Tuch zudecken und den Vorteig 15 bis 20 Minuten an einem warmen Ort gehen lassen.

3 Salz auf dem Mehlrand verteilen. 1/2 Liter lauwarmes Wasser zugeben und den Teig kräftig durchkneten. Zudecken und an einem warmen Ort 30 Minuten gehen lassen.

4 Nach Wunsch Körner oder Nüsse zum aufgegangenen Teig geben und alles kräftig mit der

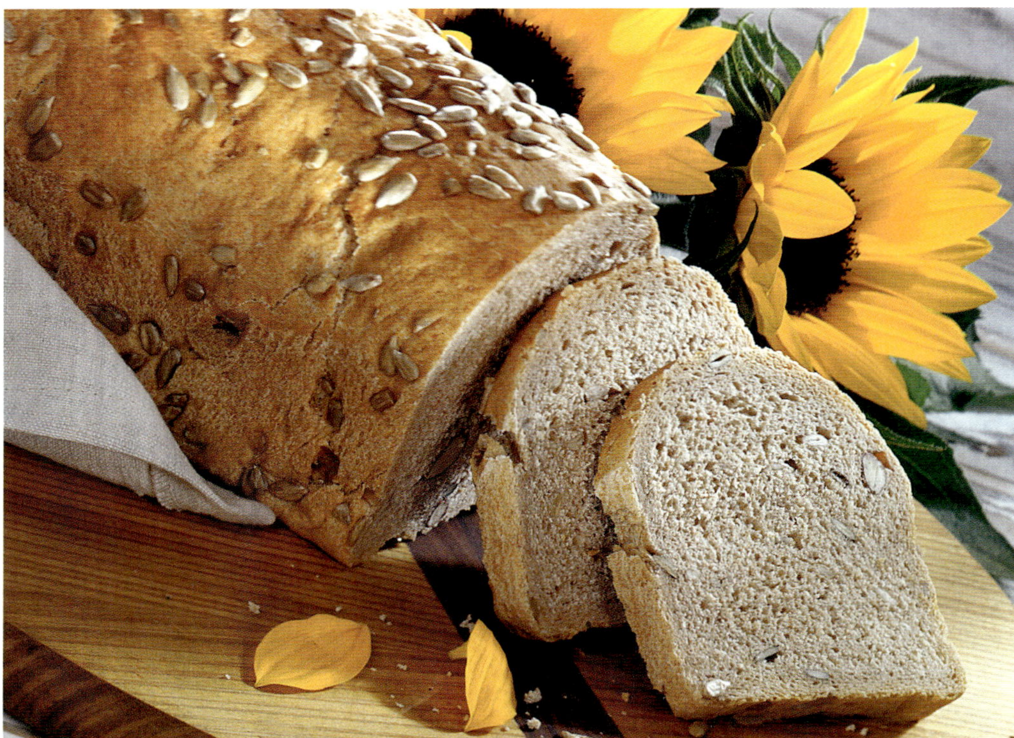

Hand durchkneten. Wieder zudecken und 30 Minuten gehen lassen.
5 Den Backofen auf 200 °C (Umluft 180 °C, Gas Stufe 3) vorheizen. Zwei Kastenformen mit ganz wenig Öl einfetten. Den Teig halbieren und in die Formen geben. Den Teig nochmals 10 bis 15 Minuten gehen lassen.
6 Die Brote 1 Stunde backen, dann aus der Form nehmen und auskühlen lassen.

1 Brot ohne Körner und Nüsse ca. 1730 kcal

Sie können dieses Brotrezept beliebig abwandeln. Mit Ausnahme von Roggenmehl können Sie jede andere Mehlsorte nehmen und außerdem Kümmel, Sonnenblumenkerne, Walnüsse, entsteinte Oliven und vieles mehr dazugeben.

Weizenschrotbrot

Zutaten

Für 3 Brote

1 200 g Weizenschrot
2 Würfel Hefe
1/2 TL Zucker
800 g Weizenmehl Type 1800
2 EL Salz
Öl für die Form

1 Weizenschrot mit 1 1/4 Liter Wasser am Vorabend in einer großen Backschüssel einweichen. Kalt stellen, um Schimmelpilzbildung vorzubeugen.
2 Am Backtag in 100 Milliliter lauwarmem Wasser die Hefe mit dem Zucker auflösen.
3 Weizenmehl und Salz zum Weizenschrot geben und in die Mitte eine kleine Mulde drücken. In diese Mulde das Hefe-Wasser gießen, vorsichtig etwas Mehl einrühren und mit Mehl bestreuen. Den Vorteig 15 Minuten an einen warmen Ort stellen und den Vorteig gehen lassen.
4 Dann den Teig kräftig durchkneten und zugedeckt an einem warmen Ort aufgehen lassen, bis er doppelt so groß ist.
5 Den Backofen auf 280 °C (Umluft 260 °C, Gas Stufe 7) vorheizen. Drei Kastenformen mit ganz wenig Öl einfetten. Den Teig in drei Teile teilen, in die Formen geben und nochmals gehen lassen.
6 In die Fettpfanne 1 Tasse Wasser geben und die Brote backen: zunächst 15 Minuten auf 280 °C, dann 15 Minuten auf 240 °C (Umluft 220 °C, Gas Stufe 5) und 30 Minuten auf 200 °C (Umluft 180 °C, Gas Stufe 3). Gesamtbackzeit etwa 1 Stunde. Die Brote beim Umschalten auf 200 °C mit Wasser bestreichen.
7 Aus der Form nehmen und auskühlen lassen.

1 Brot ca. 2146 kcal

ESSEN NACH DEM AMPELPRINZIP

ROT: HOHE GLYX-WERTE

Obst, Gemüse, Salat und Kräuter: reife Bananen, Litschis, Wassermelone, gekochte Möhren, Kürbis, Süßkartoffeln

Hülsenfrüchte und Sprossen: Saubohnen

Reis: Reisstärke, Rundkornreis, Schnellkochreis

Kartoffeln: Kartoffelzubereitungen wie Kroketten, Pommes frites, Kartoffelpuffer, Kartoffelpüree usw.

Backwaren: Baguette, Knäckebrot, Brot und Brötchen aus Weizenmehl Type 405, Hirsevollkornbrot, Maisfladenbrot, Kuchen, Torten, Plunderstücke usw.

GELB: MITTLERE GLYX-WERTE

Obst, Gemüse, Salat und Kräuter: Aprikosen, Bananen, Hagebutten, Honigmelonen, Kiwis, Mangos, Mirabellen, Rote Beete, Zuckermais

Hülsenfrüchte und Sprossen: Kidney-Bohnen aus der Dose

Teigwaren: weich gekochte Nudeln aus Hartweizengrieß, Eiernudeln, Reisnudeln, Spätzle

Reis: Langkornreis

Kartoffeln: Kartoffelsuppe, Pellkartoffeln, Salzkartoffeln, Gnocchi

Backwaren: Fladenbrot, Mischbrot, Vollkorn-Knäckebrot, Vollkorn-Toastbrot, Weizenvollkornbrot, Apfel- und Obstkuchen auf Hefeteig ohne Streusel, Mohnkuchen

GRÜN: NIEDRIGE GLYX-WERTE

Obst, Gemüse, Salat und Kräuter: bis auf wenige Ausnahmen (→ oben) alle Obst-, Gemüse- und Salatsorten

Pilze: alle Pilze

Sojaprodukte: alle Sojaprodukte, die nicht mit Früchten, Schokolade oder Zucker verfeinert sind

Hülsenfrüchte und Sprossen: fast alle Hülsenfrüchte und Sprossen (→ oben)

Teigwaren: bissfest gekochte Nudeln aus Hartweizengrieß, Vollkornnudeln

Reis: Naturreis, Parboiled Reis, Wildreis, Basmatireis

Backwaren: Brot und Brötchen aus Vollkorn oder Schrot (Ausnahmen → oben), Gerstenbrot, Roggenbrot aus Sauerteig oder mit Vollkorn/Schrot

Fisch, Muscheln und Schalentiere: enthalten keine pflanzlichen Kohlenhydrate und haben daher einen niedrigen GLYX

Milch, Quark und Käse: enthalten keine pflanzlichen Kohlenhydrate, jedoch Milchzucker; entscheidend für die Auswahl ist der Fettgehalt

Über dieses Buch

Die Autorin

Claudia-Viktoria Schwörer studierte Diplompsychologie, Pädagogik und Germanistik. Nach mehrjähriger Tätigkeit als Chefredakteurin lebt und arbeitet sie heute als freie Buchautorin und Medizinjournalistin in Hamburg. Ihr Anliegen ist, die Erkenntnisse aus Medizin, Psychologie und Pädagogik miteinander zu verbinden. Deshalb führt sie seit 1999 auch Fortbildungsveranstaltungen für Ärzte und Diabetesberaterinnen durch und hält für Nicht-Mediziner interdisziplinäre Vorträge im Bereich Gesundheit.

Der Fotograf

Karl Newedel, Münchener Fotodesigner, sammelte nach seiner Ausbildung zum Koch nationale wie internationale Erfahrung in großen Häusern, bevor er sich 1982 als freischaffender Food-Stylist einen Namen machte. Seit 1996 agiert er selbst hinter der Kamera und gibt mit seinen Fotografien zahlreichen Büchern ein unverwechselbares Gesicht.

Haftungsausschluss

Die Inhalte dieses Buches sind sorgfältig recherchiert und erarbeitet worden. Dennoch kann weder die Autorin noch der Verlag für die Angaben in diesem Buch eine Haftung übernehmen.

Bildnachweis

Alle Fotos Karl Newedel, München; außer: FOCUS Photo- und Presseagentur GmbH, Hamburg: 18 (SPL, Alfred Pasieka); MEV Verlag GmbH, Augsburg: 8, 33; Photo Alto, Paris: 24; PhotoDisc, Hamburg/Seattle: 2, 11

Impressum

Weltbild Buchverlag -Originalausgaben-

Projektleitung: Julia Kotzschmar
Redaktion: Annette Gillich, Essen
Umschlaggestaltung und Innenlayout: X-Design, München
Umschlagabbildung: Mauritius Die Bildagentur GmbH, Mittenwald
Satz/DTP: AVAK Publikationsdesign, München
Reproduktion: Point of Media GmbH, Augsburg
Druck und Bindung: Offizin Andersen Nexö Leipzig GmbH, Spenglerallee 26-30, 04442 Zwenkau

Gedruckt auf chlorfrei gebleichtem Papier
Printed in Germany
ISBN 3-89897-084-1

Register

Rezepte von A bis Z

Sachregister